JN062625

看護師ならば 働きながら 1年くらいで ほぼ医師みたいな特定看護師になれる本

短大・専門学校卒ナースでも 入試不要の放送大学大学院 特定行為研修活用法

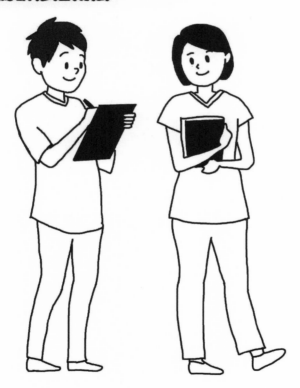

特定看護師　　　　放送大学名誉学生

小杉 英之　　松本 肇

ぼうごなつこ（画）

オクムラ書店

目　次

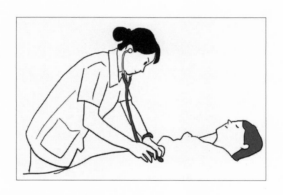

松本肇のはしがき

　みなさんこんにちは。この本を手にとってくださり、ありがとうございます。

　私は教育評論家とか教育ジャーナリストと称して、様々な進学方法や資格取得方法を調べ、時には実践して書籍化したり、テレビ・ラジオに出演したりするなど、様々な情報を発信する仕事をしております。

　本書は、かつて私の著書を読み、大学改革支援・学位授与機構で学士（看護学）を取得したことのある小杉英之さんが中心となって情報を収集した企画です。彼は2019年の春に特定看護師になりました。以前から、その特定看護師になるための研修に、わざわざ京都まで通っているとの話は聞いていましたが、一般の看護師や医師と比べて、または専門看護師や認定看護師と何がどのように違うのかなど、現行制度や法制度に関する考え方などを聞いているうちに、「これは絶対に本にしなきゃいけない」と思って企画したものです。

看護師が医師みたいになれる制度

　「診療看護師」と「特定看護師」は、厚生労働省のホームページやその他の関連サイトを調べてみると、とにかく内容が難しくて、よくわからない資格のように見えます。

　しかし、誤解を恐れずに説明するなら、診療看護師と特定看護師は「看護師が医師の領域にアップグレードできる**資格**」です。もちろん、看護師がいきなり医師免許を取れるという話ではありませんので、詳細は本文をしっかり読んでいただければわかりますが、医師の領域に一歩近づくことのできる資格といえます。

　この「医師みたいになれる制度」、つまり診療看護師と特定看護師は、入試を経て大学院へ行くとか、苦しい研修を経るとか、退職してフルタイムの学生として2年間の勉強漬けの生活が必須とされ

る説明をされているほど、ものすごく高いハードルが立ちふさがっているように見えます。なんだかとんでもなく恐ろしい茨の道を歩いていかなければならない印象があります。もちろん、そういう側面も一部ありますが、よく調べてみるとそうでもありません。

診療看護師は経験５年と学士と大学院入試とフルタイム通学２年

　例えば私立大学の大学院で、診療看護師を養成するためのコースで修士課程へ入学するためには、まずは大学院入学資格、つまり４年制大学を卒業するか、学位授与機構などの学士が必要です。学士不要の場合もありますが、それは稀です。

　もしあなたが４年制大学の看護学部を卒業した人なら、すぐに進学したいところですが、診療看護師を養成する大学院は看護師としての臨床経験5年を必要とします。22歳で大学を卒業した人は、新卒採用から最短で27歳になって初めて大学院の診療看護師養成コースの受験が可能です。3年制の短大や専門学校を卒業した看護師なら、4年制大学の3年次編入を経るので、23歳で学士。そこから5年後の28歳で大学院受験となります。

　一般に看護師の27〜8歳というのは、職場にも十分に慣れて、医師や同僚との連携が取れるようになり、仕事が楽しくなる時期です。夜勤や交代勤務などもあり、一般企業に比べて給料も高くなって、後輩から頼られるようにもなります。こんな時期にいきなり2年間の大学院進学となると、通常業務はできなくなるし、2年間休職して復帰する時、希望する部署に行けるという保証もありません。診療看護師養成コースは、数多くの特定行為研修をきっちり受けなければならないため、フルタイムの学生であることを求められるところが多く、社会人学生として在籍するにはかなり無茶なスケジュールになることは容易に想像できます。したがって、現実的には退職を強いられることになります。

診療看護師は１０００万円の価値があるのか

　診療看護師養成コースで、あなたが大学院生となる2年間は、授業料と生活費を貯金でまかなわなければなりません。大学院に通学するための費用が年100万円で、もともとのあなたの年収が400万として計算すると、2年間で支払う学費が200万円、得られなかった収入が800万円で、合計すると診療看護師資格を得るための費用は合わせて1000万円ということになります。

　一般論として、フルタイムの大学院生だったあなたが、29歳ないし30歳で病院に改めて就職すると、年齢や資格、そして過去の勤務経験を認めつつも、基本給などの待遇は下がるのが普通です。診療看護師資格を高く評価してくれる病院ならめでたしめでたしですが、病院の出向・研修的な扱いで職場を離れていたわけではないので、そこは未知数です。

　学費で200万、得られるはずだった給与800万円を投じてまで得るべき資格や学歴なのかを考えると、少し怖くなりませんか。

特定看護師は看護師なら学歴不問で働きながら４５万円

　本書では、小杉さんが自分の経験をふまえ、簡単・格安、そして働きながら特定看護師になれる方法を紹介しています。我々の調べたところによれば、普通の看護師のあなたが最も安く特定看護師になるための費用は約45万円でした（放送大学大学院＋和歌山県立医科大学）。

　ついさっきまで、「診療看護師」の話をしていたのに、いきなり「特定看護師」の話をされてもこんがらかるかもしれませんが、読み進めていくうちに、両者の違いが分かってくると思います。

　本書では、看護師資格を持って勤務しているあなたに、診療看護師ではなく、「特定看護師」をお勧めしています。まずは家族や職場の上司にお伺いを立てなければいけないような気がしますが、実はあなたが特定看護師となるために、あなたがいま準備すべきこと

は、たったの２点です。シンプルですね。

■お金を10万円用意する
■放送大学大学院の資料を請求して、入学手続をする

　費用については、私は先ほど「45万円」といいましたが、これは放送大学大学院の授業料約10万円と、特定行為研修区分別科目の研修費用約35万円（１区分2行為）を足した金額です。なので、最初に必要なお金は放送大学大学院の費用です。放送大学大学院は修士の学位を取得できる課程は入試が必要ですが、あなたは入試不要です。きちんと手続を踏めば、誰もが４月か１０月のタイミングで入学できてしまうのです。

最も簡単に特定看護師を目指す方法
　本書では、「入試不要」とか「格安」とか「簡単」とか言いつつも、指定研修機関での研修には面接や小論文を課すところもあるし、職場の推薦状が必要なところもあれば、費用がもっと必要なところがあります。特定行為研修そのものは、厚生労働省の法令なので共通ですが、制度の担い手である指定研修機関（病院等）では、一定の範囲で独自の制度を設けているところがあるので違いが生じます。それでも、私たちの調べた限りでは「区分別科目」の研修そのものは1行為当たり4～5日間で終えられます。だから研修の日程が土日や夏休み・年末年始・ゴールデンウィークなどの長期休暇を活用できるなら、有給休暇を1日も消費することなく、特定看護師になれてしまう人もいるかと思うくらい、やり方次第で手間もお金も節約できることがわかりました。

　特定看護師の説明として、「看護師が医師みたいになれる」、「診療看護師と特定看護師は同じ」というのは、ちょっと誤解させてしまうかもしれませんが、このあたりは小杉さんがしっかりと説

明していきますので、ゆっくり読んで、理解してください。

放送大学名誉学生　松本肇

小杉英之のはしがき

　私は2007年、都立の看護学校を卒業して、看護師になりました。現在は某都立病院に勤務しています。縁があって、松本肇さんの本を読み、放送大学を利用して学位授与機構で学士（看護学）を取得しました。その後、放送大学大学院を経て修士（学術）を取得することに成功し、次なる学びを模索していたところ、特定看護師の存在を知りました。

　当初は診療看護師や特定看護師の区別もできず、それらの養成課程のある大学院へ進学し、2年間通学しなければならないと思い込んでいたのですが、制度を理解するために各種の文献を読みあさっていたところ、松本さんが前述したような、「費用は数十万円程度、勤務先の病院をやめずに数日間の研修」で特定看護師になれるのではないかと思いました。結論からいえば、その仮説はおおむね正しく、現実に特定看護師になれました。

養成課程のある大学院へ行けば１２５０万円の負担

　現役の看護師としてバリバリ働いている私が、診療看護師養成課程のある大学院へ行けば、2年間は仕事を休まねばなりません。医療機関が看護師を育てるために進学させるというのならともかく、自分自身のキャリア形成のために大学院へ行くとなれば、退職せざるを得ないケースも多いと思います。

　先ほど松本さんは看護師の年収を400万円で試算していましたが、平均年収は一般に500万円と言われています。もし2年間の大学院生活を送るために無職になるとしたら、2年分1000万円の収入を失うことになります。また、2年後に再就職するとしても、やはりキャリアが途切れるから生涯賃金は減るのが普通だし、勤続年数の問題から昇進にも影響が出てしまいます。

　フルタイムで大学院に通学するとなると、そもそも大学を卒業し

ていることが大前提です。学士を持っていたとしても、大学院は入学試験が課せられるのが普通ですから、相当の倍率をくぐり抜けて、入学を許可されたとしても、私立大学の修士課程の学費は2年間で250万円くらいかかります。

　働いていたら貰えるはずの給料が1000万円。学費として出すお金が250万円。合計で1250万円ものコストがかかるということになります。

　私は働きながら、そして数十万円程度の学費で挑戦できる道を模索したため、実にコストパフォーマンスに優れた方法で特定看護師になれたということになります。

何のために特定看護師の制度があるのか

　ここで特定看護師制度が生まれた背景を少しお話しします。わが国では第一次ベビーブームで生まれた団塊の世代が75歳以上となる、いわゆる「2025年問題」が間近に迫っています。

　後期高齢者が増えるなかで病院に代表される臨床現場では医師・看護師の不足は否めず、今後は地域の在宅医療にシフトしていくことが予想されています。その地域の在宅医療においても医師と看護師の不足は深刻で、患者や訪問看護の利用者などにタイムリーなケアや質の高い医療がますます求められていくのに、現場ではできる状況にないという悪循環に陥ることが予想されます。今後、深刻な少子高齢化社会を迎え、医師不足も深刻になるのです。

　そのような中、厚生労働省は新たな看護制度として、「看護師が今まで以上に医療行為を担っても良い」という制度が始まったのです。松本さんは「看護師が医師みたいになれる資格」と説明しましたが、もちろん医師そのものではなく、**一定の研修を経た看護師であれば医師の仕事の一部を担うことができる**というものです。これが「看護師の特定行為研修」であり、研修を修了した看護師は通称『特定看護師』と呼ばれ、特定される医療行為を看護師自身の判断

で行って良いということになりました。しかし、この制度は始まったばかりでもあり、制度自体がわかりにくく、研修を受講するのもハードルが高く、勤務先の理解が得られないとか、医師と看護師の賛成意見もあれば反対意見もあって厚生労働省が想定している通りに進んでいないとされています。

わかりにくい特定看護師制度を解説する本

　そこで本書では、そのわかりにくい制度をかみ砕いて説明する試みをしました。看護師の方の中には「特定看護師になるには、超難しいはずだ」と思っている方もいるでしょう。あるいは「特定看護師になるには職場から選ばれたほんの一部の看護師しかなれない」と思っている方もいるかもしれませんが、単に制度をきちんと理解した上で、やるべきことを実行すれば、理論的には誰もが挑戦できる制度です。

　私は一介の精神科看護師に過ぎませんし、役職にも就いていません。そんな私は2019年3月、特定行為研修を修了して特定看護師になれました。私の通ってきた道は、実は今からみなさんにご紹介する方法よりも、けっこう大変でした。この大変だった道を、どうにかこうにか走り抜けた私ですが、落ち着いて考えてみると、もっともっと簡単な方法があったのです。ああすれば安かった、こうすればもっと簡単だったという反省から、この本でしっかりと紹介させていただきます。

一歩を踏み出そうとしているあなたに向けて

　噂の「診療看護師」とか「特定看護師」とやらになりたいけれど、2年間の無職期間、学費やら大学院入試とか、とにかくいろんなハードルが立ちふさがると、どうしても尻込みしてしまいますよね。

　だけど、能力・実績・技術、そして就業態度も十分に素晴らしいあなたが、ただ制度が分かりにくいだけで不遇な看護師人生を送っ

てはいけません。本来の能力を適正に評価されれば、特定看護師として働けて、給料や待遇面でやり甲斐のあるエキスパートとして扱われるべきです。能力のある看護師が、より適正に厚遇されることが、医療業界全体の進歩を促すと私は考えています。

特定看護師　小杉英之

用語の使用について

　本書では、しばしば混同されやすい言葉や、あまり聞き慣れない機関の名称が出てきますので、本書での書き方として、簡単に説明しておきます。

「学習」と「学修」

　学習は学ぶことや勉強することを指し、学修は学んだ上で単位を取ることや課程を修了することを指します。

「学士」と「学士号」、「修士」と「修士号」

　4年制大学を卒業して得られる学位のことを「学士」、大学院の修士課程（博士前期課程とも呼ぶ）を修了して得られる学位のことを「修士」と呼びます。我が国では学位を総じて「称号」と呼んでいた時期があったため、例えば「博士」なら「博士号」と呼ぶことがありましたが、「号」の有無によって意味が変わることはありません。本書では、現在の法律上の表記「学士」や「修士」に統一します。

「大卒」と「学士」

　我が国では、4年制大学を卒業した者のみに与えられるはずの「学士」ですが、平成3年に設立された学位授与機構（現在の独立行政法人 大学改革支援・学位授与機構）は教育機関を持たずに学位を授与する機関です。本書では大学卒業も同機構が授与する学士も4年制大学卒業の資格として、同一の地位・資格として扱います。

「医行為」と「医療行為」

　医師法第17条と保健師助産師看護師法31条の解釈について、

「医師の医学的判断及び技術をもってするのでなければ人体に危害 を及ぼし、又は危害を及ぼすおそれのある行為」のことを「医行為」と呼んでいます（厚生労働省医政局長通知／平成17年7月26日）。一般的には「医療行為」と呼ばれることもありますが、実務ではこの二つの言葉が混在していることが多いため、本書では特に区別することはせず、同じ行為のことを指すものとし、同じ意味とします。

「特定看護師」と「診療看護師」と「ナースプラクティショナー」

　厚生労働省が定めた法令では、「特定看護師」の正式名称が「特定行為研修修了者」です。「診療看護師」は民間資格の名称で、「ナースプラクティショナー」は本来的にはアメリカ等で医療行為ができる看護師の上位資格を指し、我が国では一般に診療看護師を指します。しかし、日本ではいずれも厚生労働省の法令を根拠とする特定行為研修修了者であり、本書ではいずれも同等の資格であるものとして説明します。

　また、これらはそもそも「資格」なのかという議論もあろうかと思います。特定行為研修を修了した看護師は、その修了した特定行為に限って医療行為ができるので、反対解釈として「修了していない看護師は医師法に反するので医療行為ができない」のです。技量や知識を向上させるだけの一般的な研修・講習とは一線を画しており、修了した人は医療行為ができるのですから、法的な観点から「資格」や「ライセンス」などとと呼んで構わないと思いますので、本書では「資格」と捉えます。

「e-ラーニング」と「指定研修機関」

　特定行為研修を解説するに当たり、講義・演習・実習の方法の説明で、「e-ラーニング」とか「指定研修機関」という文言が出てきます。例外のケースもありますが、2020年現在、特定行為

研修の共通科目の講義で多く活用されるのがe-ラーニング、区分別科目の研修を行うのが指定研修機関（病院）という認識でおおむね構いません。

西暦と元号

　本書では、看護系の書式の慣例に従い、基本的には西暦で表記しますが、法令や公的機関が表記する年については元号を用い、必要に応じて併記します。

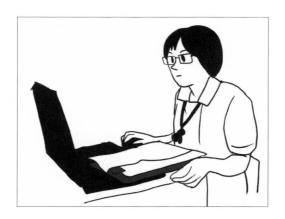

第１章

まずは「診療看護師」の
制度解説

松 本 肇

はしがき部分で少し説明しましたが、「特定看護師」を知る上で、「診療看護師」と呼ばれる資格を理解した上で説明されると、よくわかると思いますので、特定看護師の説明の前に、まずは診療看護師の解説をさせてください。この章は、「診療看護師」の説明です。

　診療看護師を説明するのに「特定行為」という言葉を用いている部分もあって、まぎらわしいと思いますが、落ち着いて読んでみてください。

看護系大学院の修了＋ＮＰ試験合格で「診療看護師」

　「診療看護師」はアメリカなどで、「ナースプラクティショナー（Nurse Practitioner, ＮＰ）」と呼ばれる看護師の、日本版のイメージです。

　診療看護師になるには、特定行為研修を実施している「看護系大学院」の修士課程の中で「診療看護師を養成するコース」を設置している課程を修了しなければなりません。

　つまり、２０２０年現在、我が国では次表の１１の大学院のみが対象で、これらに２年以上在学し、課程の修了に必要な単位を修得し、修士論文や成果物を提出して修了しなければなりません。そして修了または修了見込みの資格で一般社団法人日本ＮＰ教育大学院協議会が毎年３月に実施する「ＮＰ資格認定試験」を受験して合格すると、「診療看護師」と名乗ることができます。

診療看護師（ＮＰ資格）を養成する大学院一覧

△	北海道医療大学大学院（13区分23行為） http://www.hoku-iryo-u.ac.jp/~koho/adv/15-11/pdf/162_Part2.pdf
◎	国立大学法人 秋田大学 https://www.med.akita-u.ac.jp/hoken/graduate_school/master/kangoryuiki.php
◎	東北文化学園大学大学院 http://www.tbgu.ac.jp/faculty/graduate/nurse_practitioner
△	国立大学法人 山形大学大学院（16区分29行為） http://n-yu.jp/graduate/advanced
◎	東京医療保健大学大学院 https://www.thcu.ac.jp/topics/detail.html?id=309
◎	国際医療福祉大学大学院 https://www.iuhw.ac.jp/daigakuin/faculty/health_welfare/nurse_p/
△	佐久大学大学院（8区分17行為） https://www.saku.ac.jp/graduate_school/primarycare_course/
◎	藤田医科大学大学院 https://www.fujita-hu.ac.jp/graduate/health/nurse-m/dubv6r0000000g3b-att/dubv6r00000013lj.pdf
◎	愛知医科大学大学院 https://www.aichi-med-u.ac.jp/su09/su0907/su090702/04.html
△	公立大学法人 島根県立大学大学院（8区分12行為） http://izumo.u-shimane.ac.jp/department/graduate/zenki/np/
◎	公立大学法人 大分県立看護科学大学大学院 http://www.oita-nhs.ac.jp/graduate/NP_course.html

◎：特定行為21区分38行為の研修を行っている大学院
△：特定行為の一部の研修を行っている大学院

この「ＮＰ資格認定試験」は、今のところ、これら11大学院の修士課程修了が受験資格で、各大学院の修了者も年間10名程度と少ないため、そもそも受験者数が多くありません。2019年3月に合格したのは58人、2020年3月では70人です。合格者はＮＰ資格を持ち、診療看護師を名乗れますが、このＮＰ資格は5年ごとに更新することになっています。

　なお、福井大学大学院と横浜市立大学大学院にも特定行為研修を含めた課程があることは確認していますが、診療看護師の養成課程ではないので、上記の表からは割愛しました。

　ここで、一般社団法人日本ＮＰ教育大学院協議会のウェブサイトに掲載されているＮＰ資格（＝診療看護師）の説明を全文引用して紹介します。

　・一般社団法人日本ＮＰ教育大学院協議会（以下、ＮＰ教育大学院協議会）は、診療看護師（ＮＰ）、「医師や他の医療従事者と連携・協同し、対象とする個々の患者の診療上および療養生活上のニーズを包括的に的確に評価し、倫理的かつ科学的な根拠に基づき、必要とされる絶対的医行為を除く診療を自律して、効果的、効率的、タイムリーに提供し、患者および患者家族のＱＯＬの向上に係る看護師」の育成を推進している。

　・日本ＮＰ教育大学院協議会は、養成教育開始（2008年）直後は、「ナースプラクティショナー（ＮＰ）」の名称を用いていたが、広く国民の理解を求める必要があると考え、ＮＰの日本語名称として「診療看護師（ＮＰ）」を用いることとした。

解説
1. 診療看護師（ＮＰ）の役割
　診療看護師（ＮＰ）の役割は、保健師助産師看護師法に定められた看護師の業務（療養上の世話、診療の補助行為）を自律的に遂行し、患者

の「症状マネジメント」を効果的、効率的、タイムリーに実施することである。看護師は、診療の補助行為については、「医師の指示」（特定行為については「手順書」）に基づいて行うこととされている。しかし、医療施設あるいは訪問看護ステーションなどで、患者の症状に対応した「症状マネジメント」をタイムリーに実施していくためには、看護師自らの判断で、診療の補助行為を実施できる活動が必要とされる。この活動により、医師不在の時間帯に、施設（訪問看護ステーションや特別養護老人施設等）において、患者の症状に応じたタイムリーな診療を提供することができ、重症化等を防止し、患者のQOLの向上を図ることができる。

　このため、日本ＮＰ教育大学院協議会では、診療看護師（ＮＰ）に、絶対的医行為を除く診療行為を自律的（責任を持って自らの判断）に提供できる能力を備えることを求め、大学院での教育を推進している。

2. 診療看護師（ＮＰ）に必要とされる能力
1) 包括的健康アセスメント能力
2) 医療処置・管理の実践能力
3) 熟練した看護実践能力
4) 看護マネジメント能力
5) チームワーク・協働能力
6) 医療保健福祉制度の活用・開発能力
7) 倫理的意思決定能力

　日本ＮＰ教育大学院協議会では、養成課程（大学院修士課程）において、上記7つの能力を修得したことを確認するために、2011年から「ＮＰ」資格認定試験を実施しており、2018年3月で359名の合格者を社会に輩出している。

3. 診療看護師（ＮＰ）の養成課程

　絶対的医行為を除く診療行為を自律的に実践していくためには，①フィジカルアセスメント、②臨床薬理、③疾病論を含む医学の基礎的な知識・技術を修得したうえで、臨床推論に基づき的確な診療行為が提供できる知識・技術等が不可欠とされる。このため、診療看護師の教育は、大学院修士課程（実践者育成コース）で行うこととし、教育の標準化を図るために日本ＮＰ教育大
学院協議会では、養成教育（大学院）の課程認定を行っている。

　なお、教育の標準化を図る一環として、①入学時の「能力確認試験」、②実習に先立つ、ＯＳＣＥを含む「実習前試験」の実施を推奨している。

日本ＮＰ教育大学院協議会 https://www.jonpf.jp/

※ QOL（クオリティ・オブ・ライフ: quality of life、ひとりひとりの人生の内容の質や社会的にみた生活の質）

※ SCE（オスキー、Objective Structured Clinical Examination、客観的臨床能力試験）

　この日本ＮＰ教育大学院協議会のこの説明文を、ものすごくコンパクトにすると、こう説明できると思います。

　医師不足を補うため、医師がいなくても一定の研修を受けた看護師が行える医療行為を定める。その研修は、実践者育成コースのある大学院修士課程で行い、修了者はＮＰ資格試験を受験し、合格すると診療看護師と呼ばれる。

診療看護師養成の大学院は「２年で５０〜７０単位」

　ここで、実際に診療看護師を養成する愛知医科大学大学院看護学研究科高度実践看護師（診療看護師）コースのカリキュラムを見て

みましょう。

愛知医科大学大学院
看護学研究科高度実践看護師（診療看護師）コース

	授業科目	単位数	修得すべき単位数
共通科目	看護理論	2	計14単位以上
	看護倫理	2	
	看護研究方法論Ⅰ	2	
	英語文献購読	2	
	チーム医療特論	1	
	医療安全・看護管理特論	1	
	保健医療福祉システム特論	2	
	看護教育論, 看護管理論, コンサルテーション論, 看護政策論（選択）	2	
専門科目	診療看護師総論	1	計54単位
	臨床薬理学特論	3	
	病態生理学特論	5	
	疾病特論	4	
	臨床推論	3	
	フィジカルアセスメント演習	2	
	呼吸器・循環器治療のための実践演習	5	
	ドレーン管理のための実践演習	2	
	疾病と治療　カテーテル管理と創傷管理	3	
	疾病と治療　薬物治療Ⅰ	2	
	疾病と治療　薬物治療Ⅱ	3	
	人体構造演習	1	
	診療看護実習・スキルアップ実習	20	
選択科目	クリティカルケア論	2	計2単位以上
	プライマリケア論	2	
課題研究	課題研究	4	計4単位

※診療看護師コースの専門科目における講義および実習は, 昼間に実施されます。　　　　　　　　合計：74単位

https://www.aichi-med-u.ac.jp/su09/su0907/su090702/04.html

　この表は、愛知医科大学大学院のこのコースに2年間在学し、カリキュラム通り履修して所定の74単位を修得すれば、修士の学位が取得できて、ＮＰ資格の受験資格を得られることを説明しています。また、この表にある「課題研究」とは、いわゆる修士論文に当たる成果物です。

　大学や大学院における「単位数」は、講義や実習に要する時間数15～45時間を1単位と換算するものです。同じ1単位でも最大で3倍の時間の開きがあるので、修了に必要な授業時数と比例しません。

　そのため、愛知医科大学と同様に21区分38行為の特定行為研修を開講している大分県立看護科学大学大学院修士課程看護学専攻実

践者養成ＮＰコースでは、修了要件が54単位となっています。愛知医科大学も大分県立看護科学大学も、得られる学位は同じ修士ですし、どちらも21区分38行為の特定行為研修を受けたことになるのですが、なぜか単位数に20単位の開きがあります。いずれにしても、診療看護師を養成する大学院の修了要件は、特定行為研修を受けるという事情があるため、修了に必要な時間数はほぼ同じで、おおむね50〜70単位を修得するものと捉えていいと思います。

一般的な修士課程の修了要件は３０単位

　診療看護師を養成する大学院の修了要件となる単位数は、その大学院を運営する大学やそのコースのオリジナリティによって異なると説明しましたが、実は単に修士の学位を授与されるだけであれば、通学課程・通信課程問わず、「30単位以上」と規定されています（大学院設置基準第16条）。例えば、通信制の大学院で、看護師も多く在学する放送大学大学院文化科学研究科生活健康科学専攻生活健康科学プログラムでは、修士課程の修了要件が「30単位以上」となっています。

　つまり、診療看護師を養成する修士課程と、通信制でも修了できる修士課程では、得られる学位は同じ「修士」ですが、単位数を比較すると2倍くらいの差があるのです。もちろん、前者は講義だけではなくて演習・実習が多いためにフルタイムでの在学が必要で、後者は通信制で講義の大半は通信（放送授業、ネット配信、課題の送受信等）ですから通学不要で実質的な拘束時間は少なく、働きながらでも学べます。

「診療看護師」は特定行為数ではなく「ＮＰ資格の有無」を指す

　ここで疑問に感じた人もいるかもしれません。「診療看護師」という資格は、何を担保しているのでしょうか。

　実は、本書を作成するに当たり、私たちが最も混乱したのがここ

です。当初、診療看護師は、大学院へ行けば、全ての21区分38行為の特定行為研修を受けられる、つまり「特定行為をコンプリートする、医師に近づいた看護師資格」だと考えていました。

　しかし、よく調べてみると、診療看護師を養成する大学院は現在11校ですが、そのうち21区分38行為をコンプリートしているのは7校です。北海道医療大学（13区分23行為）、山形大学大学院（16区分29行為）、佐久大学大学院（8区分17行為）、島根県立大学大学院（8区分12行為）については、いずれもＮＰ資格の受験資格を満たし、合格すれば診療看護師と名乗れるのに、対応できる行為が21区分38行為より少ないのです。

　実はこの「ＮＰ資格」とか「診療看護師」と呼ばれる資格は、厚生労働省の関係法令に基づく資格ではなく、特定行為の数やコンプリートの有無を表しているものでもありません。つまり、2020年現在において、診療看護師とは以下の（1）と（2）を満たすことをいいます。

（1）　診療看護師養成をうたう11の大学院修士課程を修了する
（2）　日本ＮＰ教育大学院協議会のＮＰ資格認定試験に合格する

　したがって、「診療看護師」は、修士を持っていること、「少なくとも8区分12行為から21区分38行為の特定行為研修を受けていること」、そして「ＮＰ資格」に合格していること（さらに5年ごとに更新していること）を指します。ただ、学位の有無や民間資格の有無は臨床の現場では要求されませんから、実務では、「38の全ての特定行為に対応できる人」と「一部の特定行為に対応できる人」に分かれることになります。

　同じ「診療看護師」でありながら、対応できる特定行為の種類や数に38行為と12行為で3倍の開きがあるというのは、同じ資格とするのはどうなのかと私たちは疑問を抱いてしまいます。

一般的には、同じような資格で対応できる内容に差があるのなら、内容やグレードに応じて呼称が変わるのが普通です。建築士なら建築の対象物の規模や種類に応じて「一級建築士、二級建築士、木造建築士」、運転免許なら形態・大きさ・排気量の種類に応じて「大型第一種免許、中型第一種免許、準中型第一種免許、普通第一種免許、小型特殊免許、原付免許」などがあります。

　もし私たちが勝手に命名できるなら、38の特定行為をコンプリートしている診療看護師を「診療看護師 甲種」、一部の特定行為の人を「診療看護師 乙種」といった呼称にしなければいけないと思っています。なぜかこれら全てを「診療看護師」と一律に呼ぶことで、対応できる特定行為数に大きな差があるのに同じスキルを持っているかのような誤解を与える制度となっているのです。

　結局のところ、「診療看護師と特定看護師は、修士やＮＰ資格の有無だけで、法的には同じようなものではないか」と考えていたら、その通りでした。法的には「診療看護師」は、「特定看護師」の根拠となる特定行為研修を受けた看護師と同じで、現在の大多数の診療看護師は複数の区分・行為の研修を受けた者を指し、特定看護師は1以上の区分・行為研修を受けた者を指します。だから、21区分38行為全ての研修を受けた「特定看護師」は存在する（例えばJADECOM－NDC研修センターと聖マリアンナ医科大学は、それぞれ21区分38行為の研修が存在します）し、それよりもはるかに少ない8区分12行為の研修を受けた「診療看護師」も存在するのです。

　わざわざ修士の学位を取り、ＮＰ資格までも取得した人にとって、「特定看護師と同じではないか」と言われるのは何だか承服しがたいかもしれませんが、事実を積み上げていくと、そもそも診療看護師と特定看護師という資格を区別する必要があるのかとも思ってしまいますね。

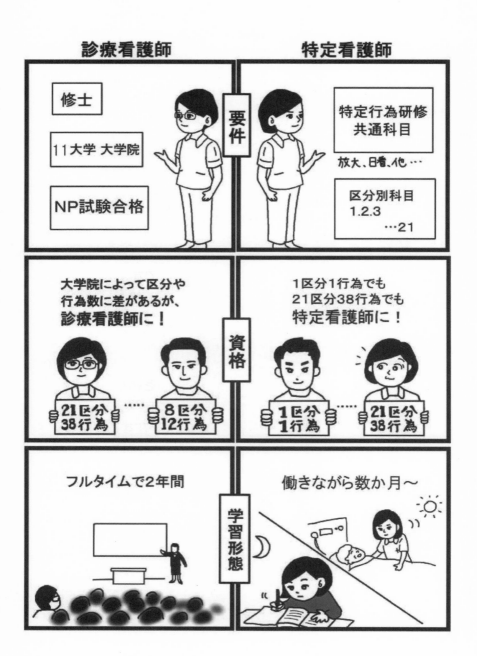

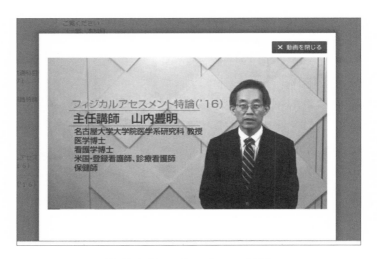

放送大学のオンライン授業

第2章

特定看護師とは

診療看護師－修士－NP資格

<small>マイナス　　マイナス</small>

小杉英之

修士やNP資格がなくても医療行為ができる特定看護師

　第1章で、診療看護師という資格についてお話ししましたが、第2章ではいよいよ特定看護師について説明します。

　まず、保健師助産師看護師法のこの条文を読んでみてください。

保健師助産師看護師法

第37条の二　特定行為を手順書により行う看護師は、指定研修機関において、当該特定行為の特定行為区分に係る特定行為研修を受けなければならない。

2　この条、次条及び第42条の四において、次の各号に掲げる用語の意義は、当該各号に定めるところによる。

一　特定行為　診療の補助であって、看護師が手順書により行う場合には、実践的な理解力、思考力及び判断力並びに高度かつ専門的な知識及び技能が特に必要とされるものとして厚生労働省令で定めるものをいう。

二　手順書　医師又は歯科医師が看護師に診療の補助を行わせるためにその指示として厚生労働省令で定めるところにより作成する文書又は電磁的記録（電子的方式、磁気的方式その他人の知覚によっては認識することができない方式で作られる記録であって、電子計算機による情報処理の用に供されるものをいう。）であつて、看護師に診療の補助を行わせる患者の病状の範囲及び診療の補助の内容その他の厚生労働省令で定める事項が定められているものをいう。

三　特定行為区分　特定行為の区分であって、厚生労働省令で定めるものをいう。

四　特定行為研修　看護師が手順書により特定行為を行う場合に特に必要とされる実践的な理解力、思考力及び判断力並びに高度かつ専門的な知識及び技能の向上を図るための研修であって、特定行為区分ごとに厚生労働省令で定める基準に適合するものをいう。

五　指定研修機関　一又は二以上の特定行為区分に係る特定行為研修を行う学校、病院その他の者であって、厚生労働大臣が指定するものをい

う。

　この条文では、「特定行為とは厚生労働省令で定めるもの」とか、
「手順書は医師や歯科医師が看護師に示す厚生労働省令で定める事
項が書かれた書類」とか、「特定行為研修は厚生労働大臣が指定」
などと定められています。要するに、厚生労働省が定める指定研修
機関（病院）で、厚生労働省が定める内容の研修を受けた看護師は、
厚生労働省の指針に従った医師の作成する書類（手順書）で決めら
れた範囲内で医療行為ができるということです。

　その「決められた範囲内」というのが、本章で説明する「21区
分38行為」のことです。ですから、「医療行為ができる」といっ
ても、医師と同じではなく、医師が幅広くサポートしている業務の
一部ということになります。

特定行為研修は2015年に施行された制度

　特定行為研修は厚生労働省が2015（平成27）年10月に施行し
た新たな看護制度で、制度趣旨は、厚生労働省のホームページに以
下のように記載されています。

　2025年に向けて、さらなる在宅医療等の推進を図っていくためには、
個別に熟練した看護師のみでは足りず、医師又は歯科医師の判断を待た
ずに、手順書により、一定の診療の補助（例えば脱水時の点滴（脱水の
程度の判断と輸液による補正）など）を行う看護師を養成し、確保して
いく必要があります。このため、その行為を特定し、手順書によりそれ
を実施する場合の研修制度を創設し、その内容を標準化することにより、
今後の在宅医療等を支えていく看護師を計画的に養成していくことが、
本制度創設の目的です。

https://www.mhlw.go.jp/stf/seisakunitsuite/bunya/0000070423.html

そして特定行為研修とは厚生労働省のホームページによると以下のように書かれています。

　　特定行為研修は、看護師が手順書により特定行為を行う場合に特に必要とされる実践的な理解力、思考力及び判断力並びに高度かつ専門的な知識及び技能の向上を図るための研修であって、特定行為区分ごとに特定行為研修の基準に適合するものであること。

1. 次に掲げる研修により構成されるものであること。

イ　共通科目（看護師が手順書により特定行為を行う場合に特に必要とされる実践的な理解力、思考力及び判断力並びに高度かつ専門的な知識及び技能であって、全ての特定行為区分に共通するものの向上を図るための研修をいう。以下同じ。）

ロ　区分別科目（看護師が手順書により特定行為を行う場合に特に必要とされる実践的な理解力、思考力及び判断力並びに高度かつ専門的な知識及び技能であって、特定行為区分ごとに異なるものの向上を図るための研修をいう。以下同じ。）

2. 共通科目の内容は、**別紙3**に定めるもの以上であること。

3. 区分別科目のうち講義又は演習にあっては、**別紙4**に掲げる特定行為区分に応じて当該特定行為区分ごとに定める時間数以上であること。また、区分別科目の実習は必要な症例数を経験するものに限ること。

4. 区分別科目における実習は、患者に対する実技を含めること。

5. 共通科目の各科目及び区分別科目は、**別紙5**に示す研修方法により行うものとすること。その際、講義又は演習は、大学通信教育設置基準（昭和56年文部省令第33号）第3条第1項及び第2項に定める方法により行うことができること。

6. 既に履修した共通科目の各科目及び区分別科目については、当該科目の履修の状況に応じ、その全部又は一部を免除することができること。

7. 区分別科目について、指定研修機関は、当該特定行為研修に係る特定行為を手順書により行うための能力を有していると認める看護師につ

いて、その一部を免除することができること。

8．特定行為研修省令別表第4の備考第5号に規定するとおり、厚生労働大臣が適当と認める場合には、当該特定行為研修に係る特定行為の一部を行う看護師について、当該特定行為研修の一部を免除した研修を行うことができること。なお、厚生労働大臣が適当と認める場合は**別紙6**に示すとおりとすること（領域別パッケージ研修）。

9．共通科目の各科目及び区分別科目の履修の成果は、**別紙7**に示す評価方法により評価を行うものとすること。

https://www.mhlw.go.jp/stf/seisakunitsuite/bunya/0000077114.html

　この説明文に「別紙3〜7」と表記されている文書は、本書の巻末にまとめて掲載しております。

　別紙3 共通科目の内容
　別紙4 区分別科目の内容
　別紙5 共通科目の各科目及び区分別科目の研修方法
　別紙6 領域別パッケージ研修
　別紙7 共通科目の各科目及び区分別科目の評価方法

　これらの文章を一読して、すぐにわかる方というのは少ないと思います。「保健師助産師看護師法」という条文もさることながら、厚生労働省のホームページも固い表現です。なかなか理解しにくいこれらの文章を、ものすごく簡単に解説すると、こんな感じです。

◆特定行為研修には、「共通科目」と「区分別科目」がある。
◆看護師がその共通科目と区分別科目の両方の特定行為研修
　を修了すれば、修了した区分別科目の特定行為に関しては看
　護師の判断で行うことができる。
◆特定行為研修は、21の特定行為区分に含まれる38の特定
　行為について所定のカリキュラムにしたがって研修を行い、
　筆記試験やOSCE（客観的臨床能力試験）などの評価方法に
　よって修了すれば、当該特定行為の研修を修了したことにな
　る。

　厚生労働省は同ホームページで、制度をフローチャートで解説し
ていますが、その解説を本書ではイラストで表現してみました。
　例えば「脱水」の患者がいて、「脱水症状に対する輸液による補
正」の特定行為研修を受けた看護師が実施するケースです。
　次ページのイラストによって、看護師が特定行為研修を受ける前
と受けた後では、看護師はいちいち医師の指示を仰がなくてもいい
ということがわかると思います。前もって決められた範囲内（手順
書に従う）なら、看護師の判断で特定行為を実施できるということ
です。人員が少ない時、急な対応を求められる時などに有効です。

特定行為の実施の流れ
（脱水を繰り返すAさんの例）

研修受講**前**	研修受講**後**	
医師　Aさんを診察後、脱水症状があれば連絡するよう看護師に指示	医師　Aさんを診察後、手順書により脱水症状があれば点滴を実施するよう看護師に指示	特定行為
看護師　Aさんを観察し、脱水の可能性を疑う	看護師 Aさんを観察し、脱水の可能性を疑う（病状の範囲外なら医師に報告）	
看護師　医師にAさんの状態を報告	手順書に示された病状の範囲内	
医師　医師から看護師に点滴を実施するよう指示 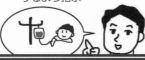	手順書によりタイムリーに点滴を実施 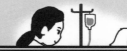	
看護師　点滴を実施 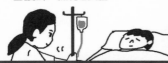	医師に結果を報告	
看護師　医師に結果を報告		

「違法ギリギリ」から「合法にやれる」へ

　ひょっとすると、本書を読んでいるみなさんの中には、特定行為21区分38行為の一覧を見て、「え、これくらいのことは当院では看護師が自分の判断でやっていますよ」と、思う方がいるかもしれません。

　たしかに、医師や特定看護師でなくても、輸液の量を調節したり、いつも患者さんが飲んでいる抗精神病薬の臨時の投与を行ったりと、ベテランの看護師であれば何のためらいもなくやっている医療機関があるのかもしれません。医師が不在の時、緊急時に致し方なく行われているという場合もあれば、過去に大きな問題や事故に発展していないから常態化しているというケースも多いはずです。

　しかし、それが通常業務であってはいけません。もしそれが普通に行われているとなると、それは医師法違反となってしまう行為で、何らかの事故が起こったときには、病院の運営・経営者はもちろん、看護師本人も責任を問われ、罰せられる可能性もあります。

　「看護師は看護だけしか対応できない」、「医師の領域を看護師が侵す行為は許されない」という大原則はあっても、看護師としての臨床経験が5年（3年というケースもある）あって、研修医のレベルに限りなく近いレベルの研修を受けた上で、一定レベルの医療行為なら、法的な根拠を与えた上で、看護師が医療行為に関わり、活躍できるように検討されたのがこの特定行為研修制度です。

　厚生労働省では2025年までにこの特定行為研修を修了した看護師10万人を育成することを目標としていました。

　2018年の調査では就業看護師はざっと120万人ですから、当初目標としては看護師10〜15人に対して1人を特定看護師にしたいと考えていたものと推測されます。

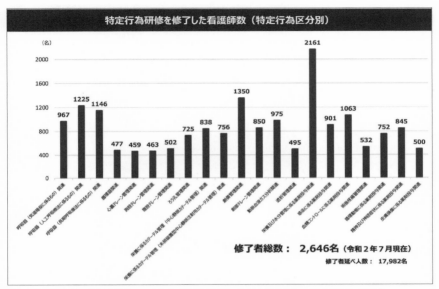

特定行為研修を修了した看護師数（特定行為区分別）

（名）

2161

1350

1225 1146

1063
967

975
901
838 850 845
756 752
725
532 500
502 495
477 459 463

修了者総数： 2,646名（令和2年7月現在）

修了者延べ人数： 17,982名

2020年7月現在の特定行為研修修了者はわずか2646人。

https://www.mhlw.go.jp/stf/seisakunitsuite/bunya/0000194945.html

特定行為の21区分38行為一覧

　特定行為研修には21区分38行為あることを述べてきましたが、具体的にどんな特定行為があるのでしょうか。

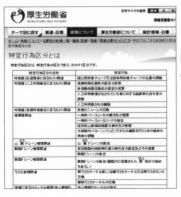

　厚生労働省のホームページを見てみば、区分と行為が簡単に書かれています。次ページの表をご覧ください。

https://www.mhlw.go.jp/stf/seisakunitsuite/bunya/0000077098.html

21の特定行為区分と38の特定行為

特定行為区分の名称	特定行為
呼吸器（気道確保に係るもの）関連	経口用気管チューブ又は経鼻用気管チューブの位置の調整
呼吸器（人工呼吸療法に係るもの）関連	侵襲的陽圧換気の設定の変更
	非侵襲的陽圧換気の設定の変更
	人工呼吸管理がなされている者に対する鎮静薬の投与量の調整
	人工呼吸器からの離脱
呼吸器（長期呼吸療法に係るもの）関連	気管カニューレの交換
循環器関連	一時的ペースメーカの操作及び管理
	一時的ペースメーカリードの抜去
	経皮的心肺補助装置の操作及び管理
	大動脈内バルーンパンピングからの離脱を行うときの補助の頻度の調整
心嚢ドレーン管理関連	心嚢ドレーンの抜去
胸腔ドレーン管理関連	低圧胸腔内持続吸引器の吸引圧の設定及びその変更
	胸腔ドレーンの抜去
腹腔ドレーン管理関連	腹腔ドレーンの抜去（腹腔内に留置された穿刺針の抜針を含む。）
ろう孔管理関連	胃ろうカテーテル若しくは腸ろうカテーテル又は胃ろうボタンの交換
	膀胱ろうカテーテルの交換
栄養に係るカテーテル管理（中心静脈カテーテル管理）関連	中心静脈カテーテルの抜去
栄養に係るカテーテル管理（末梢留置型中心静脈注射用カテーテル管理）関連	末梢留置型中心静脈注射用カテーテルの挿入
創傷管理関連	褥瘡又は慢性創傷の治療における血流のない壊死組織の除去
	創傷に対する陰圧閉鎖療法
創部ドレーン管理関連	創部ドレーンの抜去
動脈血液ガス分析関連	直接動脈穿刺法による採血
	橈骨動脈ラインの確保
透析管理関連	急性血液浄化療法における血液透析器又は血液透析濾過器の操作及び管理
栄養及び水分管理に係る薬剤投与関連	持続点滴中の高カロリー輸液の投与量の調整
	脱水症状に対する輸液による補正
感染に係る薬剤投与関連	感染徴候がある者に対する薬剤の臨時の投与
血糖コントロールに係る薬剤投与関連	インスリンの投与量の調整
術後疼痛管理関連	硬膜外カテーテルによる鎮痛剤の投与及び投与量の調整
循環動態に係る薬剤投与関連	持続点滴中のカテコラミンの投与量の調整
	持続点滴中のナトリウム、カリウム又はクロールの投与量の調整
	持続点滴中の降圧剤の投与量の調整
	持続点滴中の糖質輸液又は電解質輸液の投与量の調整
	持続点滴中の利尿剤の投与量の調整
精神及び神経症状に係る薬剤投与関連	抗けいれん剤の臨時の投与
	抗精神病薬の臨時の投与
	抗不安薬の臨時の投与
皮膚損傷に係る薬剤投与関連	抗癌剤その他の薬剤が血管外に漏出したときのステロイド薬の局所注射及び投与量の調整

この表の左側の21区分は特定行為の包括的なカテゴリを示し、右側の38行為は区分の中で更に細分化された具体的な特定行為を示しています。

　例えば、「栄養及び水分管理に係る薬剤投与関連」という区分には「持続点滴中の高カロリー輸液の投与量の調整」と「脱水症状に対する輸液による補正」の2行為があるという具合です。

　特定行為研修は1区分ごとに受講が可能ですが、通常は1行為ずつの受講はできません。例えば「栄養及び水分管理に係る薬剤投与関連」という区分で受講するのなら「脱水症状に対する輸液による補正」の1行為だけの受講はできず、原則として「持続点滴中の高カロリー輸液の投与量の調整」という行為も受講するという決まりになっています。ただし、2020年からは「パッケージ化」と称するニーズの高い行為のみを組み合わせるといった研修が登場しているので、区分ごとでの研修が全てではなくなってきています。

　この21区分38行為の中から1区分でも特定行為研修を修了すれば、「特定行為研修修了者」となり、一般的な通称として「特定看護師」と呼ばれます。21区分38行為の全ての研修を修めても、たった1区分1行為だけ修めても、「特定看護師」と呼ばれます。

　そう、仮にあなたが21区分38行為をコンプリートしたとしても、所定の大学院を修了した訳でもないですし、もちろんNP資格を取得していない以上、診療看護師と名乗ることはできません。

特定行為21区分38行為をイメージしてみよう

　特定行為研修に興味のある看護師であれば、この特定行為について、表を見ただけでもある程度の想像がつく人も多いと思います。また、高価ではありますが、特定行為について詳細に解説された本も販売されていたり、インターネットで解説されていたりもするので、割愛しようかと思いましたが、新人ナースの方向けに、イラストを用いて解説してみました。

この解説文は、厚生労働省の解説によるものですが、混合静脈血酸素飽和度を「SvO2」と表記するなど、記号などを簡略表記してあります。
　　正確な表記はウェブサイトを確認してください。

参考：厚生労働省「特定行為とは」
　　　https://www.mhlw.go.jp/stf/seisakunitsuite/bunya/0000050325.html

1．呼吸器（気道確保に係るもの）関連

01. 経口用気管チューブ又は経鼻用気管チューブの位置の調整

　医師の指示の下、手順書により、身体所見（呼吸音、一回換気量、胸郭の上がり等）及び検査結果（経皮的動脈血酸素飽和度（SpO2）、レントゲン所見等）等が医師から指示された病状の範囲にあることを確認し、適切な部位に位置するように、経口用気管チューブ又は経鼻用気管チューブの深さの調整を行う。

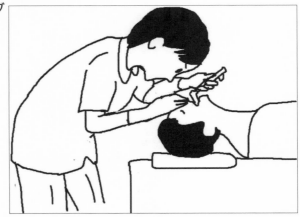

２．呼吸器（人工呼吸療法に係るもの）関連

02. 侵襲的陽圧換気の設定の変更

　医師の指示の下、手順書により、身体所見（人工呼吸器との同調、一回換気量、意識レベル等）及び検査結果（動脈血液ガス分析、経皮的動脈血酸素飽和度（SpO2）等）等が医師から指示された病状の範囲にあることを確認し、酸素濃度や換気様式、呼吸回数、一回換気量等の人工呼吸器の設定条件を変更する。

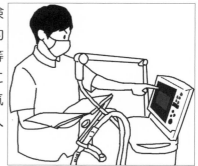

03. 非侵襲的陽圧換気の設定の変更

　医師の指示の下、手順書により、身体所見（呼吸状態、気道の分泌物の量、努力呼吸の有無、意識レベル等）及び検査結果（動脈血液ガス分析、経皮的動脈血酸素飽和度（SpO2）等）等が医師から指示された病状の範囲にあることを確認し、非侵襲的陽圧換気療法（NPPV）の設定条件を変更する。

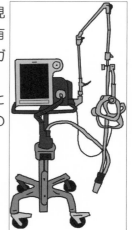

04. 人工呼吸管理がなされている者に対する鎮静薬の投与量の調整

　医師の指示の下、手順書により、身体所見（睡眠や覚醒のリズム、呼吸状態、人工呼吸器との同調等）及び検査結果（動脈血液ガス分析、経皮的動脈血酸素飽和度（SpO2）等）等が医師から指示された病状の範囲にあることを確認し、鎮静薬の投与量の調整を行う。

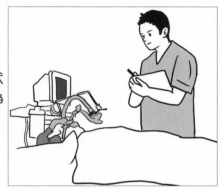

05. 人工呼吸器からの離脱

　医師の指示の下、手順書により、身体所見（呼吸状態、一回換気量、努力呼吸の有無、意識レベル等）、検査結果（動脈血液ガス分析、経皮的動脈血酸素飽和度（SpO2）等）及び血行動態等が医師から指示された病状の範囲にあることを確認し、人工呼吸器からの離脱（ウィーニング）を行う。

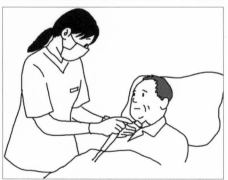

３．呼吸器（長期呼吸療法に係るもの）関連

06. 気管カニューレの交換

　医師の指示の下、手順書により、気管カニューレの状態（カニューレ内の分泌物の貯留、内腔の狭窄の有無等）、身体所見（呼吸状態等）及び検査結果（経皮的動脈血酸素飽和度（SpO 2）等）等が医師から指示された病状の範囲にあることを確認し、留置されている気管カニューレの交換を行う。

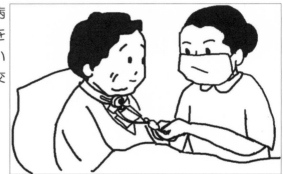

4．循環器関連

07. 一時的ペースメーカの操作及び管理

　医師の指示の下、手順書により、身体所見（血圧、自脈とペーシングとの調和、動悸の有無、めまい、呼吸困難感等）及び検査結果（心電図モニター所見等）等が医師から指示された病状の範囲にあることを確認し、ペースメーカの操作及び管理を行う。

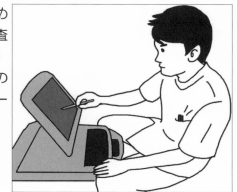

08. 一時的ペースメーカリードの抜去

　医師の指示の下、手順書により、身体所見（血圧、自脈とペーシングとの調和、動悸の有無、めまい、呼吸困難感等）及び検査結果（心電図モニター所見等）等が医師から指示された病状の範囲にあることを確認し、経静脈的に挿入され右心室内に留置されているリードを抜去する。抜去部は、縫合、結紮閉

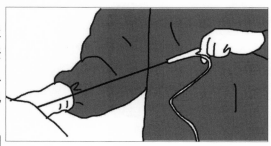

鎖又は閉塞性ドレッシング剤の貼付を行う。縫合糸で固定されている場合は抜糸を行う。

09. 経皮的心肺補助装置の操作及び管理

医師の指示の下、手順書により、身体所見（挿入部の状態、末梢冷感の有無、尿量等）、血行動態（収縮期圧、肺動脈 楔 入圧（PCWP）、心係数（CI）、混合静脈血酸素 飽和度（SvO2）、中心静脈圧（CVP）等）及び検査結果（活性化凝固時間（ACT）等）等が 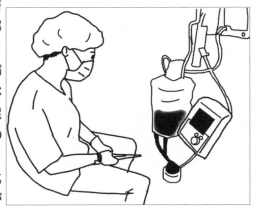 医師から指示された病状の範囲にあることを確認し、経皮的心肺補助装置（PCPS）の操作及び管理を行う。

10. 大動脈内バルーンパンピングからの離脱を行うときの補助の頻度の調整

医師の指示の下、手順書により、身体所見（胸部症状、呼吸困難感の有無、尿量等）及び血行動態（血圧、肺動脈楔 入圧（PCWP）、混合静脈血酸素飽和度（SvO2）、心係数（CI）等）等が医師から指示された病状の範囲にあることを確認し、大動脈内バルーンパンピング（IABP）離脱のための補助の頻度の調整を行う。

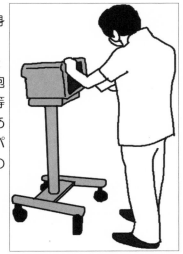

5．心嚢ドレーン管理関連

11. 心嚢ドレーンの抜去

　医師の指示の下、手順書により、身体所見（排液の性状や量、挿入部の状態、心タンポナーデ症状の有無等）及び検査結果等が医師から指示された病状の範囲にあることを確認し、手術後の出血等の確認や液体等の貯留を予防するために挿入されている状況又は患者の病態が長期にわたって管理され安定している状況において、心 嚢 のう 部へ挿入・留置されているドレーンを抜去する。抜去部は、縫合、結紮閉鎖又は閉塞性ドレッシング剤の貼付を行う。縫合糸で固定されている場合は抜糸を行う。

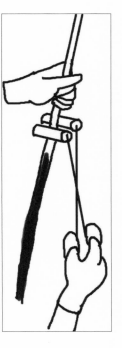

６．胸腔ドレーン管理関連

12. 低圧胸腔内持続吸引器の吸引圧の設定及びその変更

　医師の指示の下、手順書により、身体所見（呼吸状態、エアリークの有無、排液の性状や量等）及び検査結果（レントゲン所見等）等が医師から指示された病状の範囲にあることを確認し、吸引圧の設定及びその変更を行う。

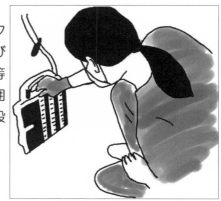

13. 胸腔ドレーンの抜去

　医師の指示の下、手順書により、身体所見（呼吸状態、エアリークの有無、排液の性状や量、挿入部の状態等）及び検査結果（レントゲン所見等）等が医師から指示された病状の範囲にあることを確認し、手術後の出血等の確認や液体等の貯留を予防するために挿入されている状況又は患者の病態が長期にわたって管理され安定している状況において、胸腔内に挿入・留置されているドレーンを、患者の呼吸を誘導しながら抜去する。抜去部は、縫合又は結紮閉鎖する。縫合糸で固定されている場合は抜糸を行う。

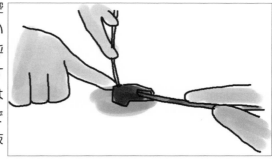

７．腹腔ドレーン管理関連

14. 腹腔ドレーンの抜去（腹腔内に留置された穿刺針の抜針を含む。）

　医師の指示の下、手順書により、身体所見（排液の性状や量、腹痛の程度、挿入部の状態等）等が医師から指示された病状の範囲にあることを確認し、腹腔内に挿入・留置されているドレーン又は穿 せん 刺針を抜去する。抜去部は、縫合、結紮閉鎖又は閉塞性ドレッシング剤の貼付を行う。縫合糸で固定されている場合は抜糸を行う。

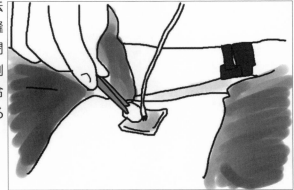

8．ろう孔管理関連

15. 胃ろうカテーテル若しくは腸ろうカテーテル又は胃ろうボタンの交換

医師の指示の下、手順書により、身体所見（ろう孔の破たんの有

無、接着部や周囲の皮
膚の状態、発熱の有無
等）等が医師から指示
された病状の範囲にあ
ることを確認し、胃ろ
うカテーテル若しくは
腸ろうカテーテル又は
胃ろうボタンの交換を
行う。

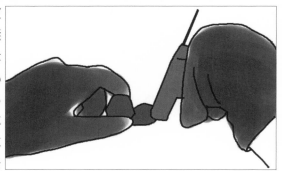

16. 膀胱ろうカテーテルの交換

医師の指示の下、手順書により、身体所見（ろう孔の破たんの有

無、接着部や周囲の皮
膚の状態、発熱の有無
等）等が医師から指示
された病状の範囲にあ
ることを確認し、膀胱
ろうカテーテルの交換
を行う。

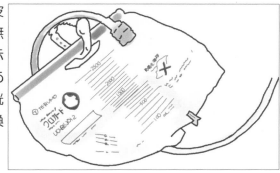

9．栄養に係るカテーテル管理（中心静脈カテーテル管理）関連

17. 中心静脈カテーテルの抜去

　医師の指示の下、手順書により、身体所見（発熱の有無、食事摂取量等）及び検査結果等が医師から指示された病状の範囲にあることを確認し、中心静脈に挿入されているカテーテルを引き抜き、止血するとともに、全長が抜去されたことを確認する。抜去部は、縫合、結紮閉鎖又は閉塞性ドレッシング剤の貼付を行う。縫合糸で固定されている場合は抜糸を行う。

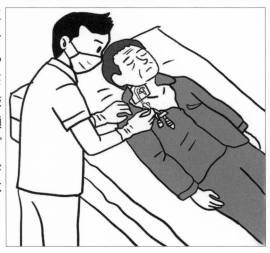

１０．栄養に係るカテーテル管理（末梢留置型中心静脈注射用カテーテル管理）関連

18. 末梢留置型中心静脈注射用カテーテルの挿入

　医師の指示の下、手順書により、身体所見（末梢血管の状態に基づく末梢静脈点滴実施の困難さ、食事摂取量等）及び検査結果等が医師から指示された病状の範囲にあることを確認し、超音波検査において 穿 せん 刺静脈を選択し、経皮的に肘静脈又は上腕静脈を 穿 せん 刺し、末梢留置型中心静脈注射用カテーテル（PICC）を挿入する。

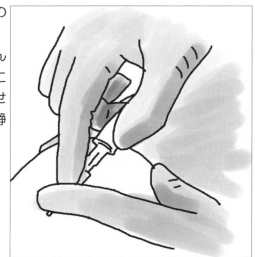

１１．創傷管理関連

19. 褥瘡又は慢性創傷の治療における血流のない壊死組織の除去

　医師の指示の下、手順書により、身体所見（血流のない壊死組織の範囲、肉芽の形成状態、膿や滲出液の有無、褥瘡部周囲の皮膚の発赤の程度、感染徴候の有無等）、検査結果及び使用中の薬剤等が医師から指示された病状の範囲にあることを確認し、鎮痛が担保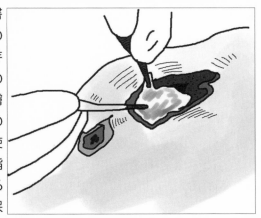された状況において、血流のない遊離した壊死組織を滅菌ハサミ（剪刀）、滅菌鑷子等で取り除き、創洗浄、注射針を用いた穿刺による排膿等を行う。出血があった場合は圧迫止血や双極性凝固器による止血処置を行う。

20. 創傷に対する陰圧閉鎖療法

　医師の指示の下、手順書により、身体所見（創部の深さ、創部の分泌物、壊死組織の有無、発赤、腫脹、疼痛等）、血液検査結果及び使用中の薬剤等が医師から指示された病状の範囲にあることを確認し、創面全体を被覆剤で密封し、ドレ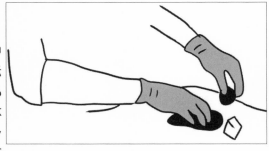ナージ管を接続し吸引装置の陰圧の設定、モード（連続、間欠吸引）選択を行う。

１２．創部ドレーン管理関連

21. 創部ドレーンの抜去

　医師の指示の下、手順書により、身体所見（排液の性状や量、挿入部の状態、発熱の有無等）及び検査結果等が医師から指示された病状の範囲にあることを確認し、創部に挿入・留置されているドレーンを抜去する。抜去部は開放、ガーゼドレナージ又は閉塞性ドレッシング剤の貼付を行う。縫合糸で固定されている場合は抜糸を行う。

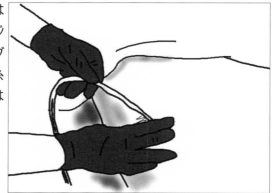

１３．動脈血液ガス分析関連

22. 直接動脈穿刺法による採血

　医師の指示の下、手順書により、身体所見（呼吸状態、努力呼吸の有無等）及び検査結果（経皮的動脈血酸素飽和度（SpO2）等）等が医師から指示された病状の範囲にあることを確認し、経皮的に橈骨動脈、上腕動脈、大腿動脈等を穿刺し、動脈血を採取した後、針を抜き圧迫止血を行う。

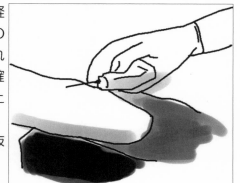

23. 橈骨動脈ラインの確保

　医師の指示の下、手順書により、身体所見（呼吸状態、努力呼吸の有無、チアノーゼ等）及び検査結果（動脈血液ガス分析、経皮的動脈血酸素飽和度（SpO2）等）等が医師から指示された病状の範囲にあることを確認し、経皮的に橈骨動脈から穿刺し、内套針に動脈血の逆流を確認後に針を進め、最終的に外套のカニューレのみを動脈内に押し進め留置する。

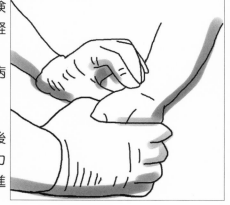

１４．透析管理関連

24. 急性血液浄化療法における血液透析器又は血液透析濾過器の操作及び管理

　医師の指示の下、手順書により、身体所見（血圧、体重の変化、心電図モニター所見等）、検査結果（動脈血液ガス分析、血中尿素窒素（BUN）、カリウム値等）及び循環動態等が医師から指示された病状の範囲にあることを確認し、急性血液浄化療法における血液透析器又は血液透析濾過装置の操作及び管理を行う。

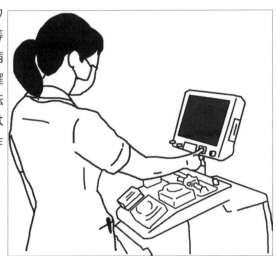

１５．栄養及び水分管理に係る薬剤投与関連

25. 持続点滴中の高カロリー輸液の投与量の調整

医師の指示の下、手順書により、身体所見（食事摂取量、栄養状態等）及び検査結果等が医師から指示された病状の範囲にあることを確認し、持続点滴中の高カロリー輸液の投与量の調整を行う。

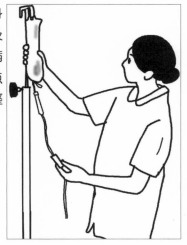

26. 脱水症状に対する輸液による補正

医師の指示の下、手順書により、身体所見（食事摂取量、皮膚の乾燥の程度、排尿回数、発熱の有無、口渇や倦怠感の程度等）及び検査結果（電解質等）等が医師から指示された病状の範囲にあることを確認し、輸液による補正を行う。

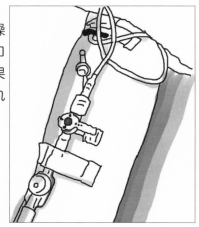

１６．感染に係る薬剤投与関連

27. 感染徴候がある者に対する薬剤の臨時の投与

　医師の指示の下、手順書により、身体所見（尿混濁の有無、発熱の程度等）及び検査結果等が医師から指示された病状の範囲にあることを確認し、感染徴候時の薬剤を投与する。

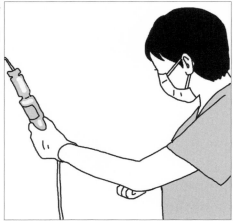

１７．血糖コントロールに係る薬剤投与関連

28. インスリンの投与量の調整

　医師の指示の下、手順書（スライディングスケールは除く）により、身体所見（口渇、冷汗の程度、食事摂取量等）及び検査結果（血糖値等）等が医師から指示された病状の範囲にあることを確認し、インスリンの投与量の調整を行う。

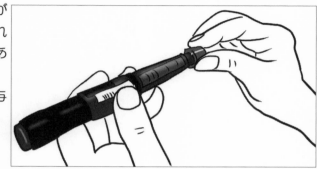

１８．術後疼痛管理関連

29. 硬膜外カテーテルによる鎮痛剤の投与及び投与量の調整

　医師の指示の下、手順書により、身体所見（疼痛の程度、嘔気や呼吸困難感の有無、血圧等）、術後経過（安静度の拡大等）及び検査結果等が医師から指示された病状の範囲にあることを確認し、硬膜外カテーテルからの鎮痛剤の投与及び投与量の調整を行う（患者自己調節鎮痛法（ＰＣＡ）を除く）。

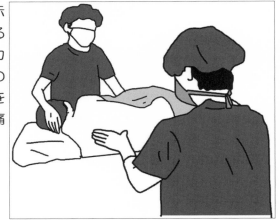

１９．循環動態に係る薬剤投与関連

30. 持続点滴中のカテコラミンの投与量の調整

　医師の指示の下、手順書により、身体所見（動悸の有無、尿量、血圧等）、血行動態及び検査結果等が医師から指示された病状の範囲にあることを確認し、持続点滴中のカテコラミン（注射薬）の投与量の調整を行う。

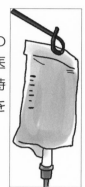

31. 持続点滴中のナトリウム、カリウム又はクロールの投与量の調整

　医師の指示の下、手順書により、身体所見（口渇や倦怠感の程度、不整脈の有無、尿量等）及び検査結果（電解質、酸塩基平衡等）等が医師から指示された病状の範囲にあることを確認し、持続点滴中のナトリウム、カリウム又はクロール（注射薬）の投与量の調整を行う。

32. 持続点滴中の降圧剤の投与量の調整

　医師の指示の下、手順書により、身体所見（意識レベル、尿量の変化、血圧等）及び検査結果等が医師から指示された病状の範囲にあることを確認し、持続点滴中の降圧剤（注射薬）の投与量の調整を行う。

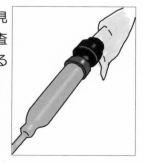

33. 持続点滴中の糖質輸液又は電解質輸液の投与量の調整

　医師の指示の下、手順書により、身体所見（食事摂取量、栄養状態、尿量、水分摂取量、不感蒸泄等）等が医師から指示された病状の範囲にあることを確認し、持続点滴中の糖質輸液、電解質輸液の投与量の調整を行う。

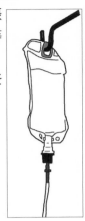

34. 持続点滴中の利尿剤の投与量の調整

　医師の指示の下、手順書により、身体所見（口渇、血圧、尿量、水分摂取量、不感蒸泄等）及び検査結果（電解質等）等が医師から指示された病状の範囲にあることを確認し、持続点滴中の利尿剤（注射薬）の投与量の調整を行う。

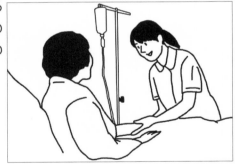

２０．精神及び神経症状に係る薬剤投与関連

35. 抗けいれん剤の臨時の投与

　医師の指示の下、手順書により、身体所見（発熱の程度、頭痛や嘔吐の有無、発作の様子等）及び既往の有無等が医師から指示された病状の範囲にあることを確認し、抗けいれん剤を投与する。

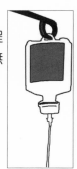

36. 抗精神病薬の臨時の投与

　医師の指示の下、手順書により、身体所見（興奮状態の程度や継続時間、せん妄の有無等）等が医師から指示された病状の範囲にあることを確認し、抗精神病薬を投与する。

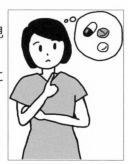

37. 抗不安薬の臨時の投与

　医師の指示の下、手順書により、身体所見（不安の程度や継続時間等）等が医師から指示された病状の範囲にあることを確認し、抗不安薬を投与する。

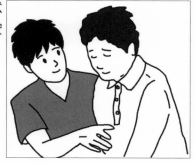

２１．皮膚損傷に係る薬剤投与関連

38. 抗癌剤その他の薬剤が血管外に漏出したときのステロイド薬の局所注射及び投与量の調整

　医師の指示の下、手順書により、身体所見（穿刺部位の皮膚の発赤や腫脹の程度、疼痛の有無等）及び漏出した薬剤の量等が医師から指示された病状の範囲にあることを確認し、副腎皮質ステロイド薬（注射薬）の局所注射及び投与量の調整を行う。

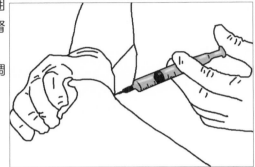

「共通科目」と「区分別科目」を所定の様式で履修する

　さて、具体的に特定行為研修とはどのようなことをどのような形で学ぶのでしょうか。

　単に21区分38行為の科目だけを履修すればよいというものではありません。

　特定行為研修には「共通科目」と「区分別科目」というものが存在します。これは大学でいうところの「一般教養科目」と「専門科目」、自動車学校でいうところの「学科」と「実技」、広い学問領域の「総論」と「各論」のような関係に似ていると思います。

　例えば、あなたが救命救急病棟勤務なら「呼吸器関連（気道確保に係るもの、人工呼吸療法に係るもの、長期呼吸療法に係るもの）」を、あなたが精神科勤務なら「精神及び神経症状に係る薬剤投与関連」を履修すれば、普段の業務の延長ですから、学ぶ上でてっとり早いという印象がありますので、現在の専門領域から科目を選択すればいいのですが、その前に「共通科目」と呼ばれる、特定行為研修を受ける上で必要な、もう少し全般的なことを学ぶ科目を履修しなければなりません。厚生労働省では、このように説明しています。

共通科目

> 看護師が手順書により特定行為を行う場合に特に必要とされる実践的な理解力、思考力及び判断力並びに高度かつ専門的な知識及び技能であって、全ての特定行為区分に共通するものの向上を図るための研修

区分別科目

> 看護師が手順書により特定行為を行う場合に特に必要とされる実践的な理解力、思考力及び判断力並びに高度かつ専門的な知識及び技能であって、特定行為区分ごとに異なるものの向上を図るための研修

https://www.mhlw.go.jp/stf/seisakunitsuite/bunya/0000077114.html

　共通科目の具体的な科目名は臨床病態生理学、臨床推論、フィジカルアセスメント、臨床薬理学、疾病・臨床病態概論、医療安全学、特定行為実践などです。この科目の名称は、厚生労働省が例示した科目名であり、これらの科目を開設する教育施設によって科目名が変わっていたり、複数の科目を統合していたりすることがあります。

　共通科目だけで、計250時間の履修が必要です。以前は315時間とされていましたが、2020年度から65時間短縮して受講しやすいように制度が変更されています。

「共通科目」として履修が必須な科目

科目名	時間数
臨床病態生理学	30
臨床推論	45
フィジカルアセスメント	45
臨床薬理学	45
疾病・臨床病態概論	40
医療安全学、特定行為実践	45
合　計	250時間

　そしてそれらの「共通科目」を履修し終えたら、次の「区分別科目」に進むことができるのです。

第3章

看護師ならば
誰でも挑戦可能

松本　肇

特定行為研修は看護師５年で誰もが受けられる

　特定行為研修には「共通科目」と「区分別科目」があり、その順番通り、まずは250時間の共通科目を履修し、実習病院で区分別科目を履修することが基本です。

　実は「実務経験3年の人でもOK」といった例外的なことは後述しますが、まずは多くの方がどうやって特定行為研修を修了するかについて、流れをお伝えします。

勤務先の病院を自分の研修先にする人が大半

　特定行為研修を受けるに当たり、原則として「共通科目」→「区分別科目」の順で学びます。建前としては、共通科目を受けた後で、自分の学びたい区分を開設している指定研修機関（病院）を選んでいいということになっていますが、実は多くの受講希望者は区分別科目を履修できる実習病院を選んだ上で共通科目を学び始めます。

　しかも、その研修生の大半は、その病院に勤務している人たちです。そう、全国で指定研修機関として特定行為研修が始まったものの、現在はまだその多くが現在雇用している看護師を養成するために開設しているところが多く、外部からの研修生を受け入れは消極的というところも少なくありません。ですから、あなたが勤務する医療機関が指定研修機関でいない場合は、外部から看護師を受け入れている研修機関を探して受講しなければなりません。

　勤務する看護師を対象としているのか、外部からも広く受け入れるのかは、病院側が決定権を持っています。そのため、外部の看護師を受け入れているかのようなホームページを持っていながら、実際には選考で不合格にされる可能性も十分にあります。このあたりについては、事前に受験・受講相談のような機会を見つけて見学に行くことで、様子がわかってくると思います。

　逆にいうと、実際に勤務している人や、その病院に何らかの縁がある、外部からの受講者でも熱意を持った人物を演出できれば、比

較的簡単に次のステップへ進むことができます。

看護師の実務経験5年のカウント方法

　特定行為研修を受ける場合、基本的に「看護師資格を取得して5年以上の実務経験」が必要です。つまり、その5年間の勤務形態はともかく、少なくとも資格取得時から5年を経過している必要があります。准看護師からいわゆる進学コースを経て看護師になった人は、准看護師時代の実務経験はカウントされません。看護師資格を取るための学歴は、大卒・短大・専門学校・養成施設・専攻科など、いくつかありますが、特定行為研修においては「看護師資格」を取得し、看護師として勤務している期間が「実務経験5年」となります。

　例えば、あなたが看護師としてオクムラ病院（仮名）に勤務しており、そのオクムラ病院での実務経験が5年以上あり、かつオクムラ病院が開講する特定行為研修を受けるというのであれば、疑問を挟み込む余地はないと思いますが。看護師資格を取得後、コスギ病院（仮名）で3年間勤務し、マツモト病院（仮名）で2年間勤務した上で、オクムラ病院で特定行為研修を受けるとなると、その通算5年間をどのように評価するのかについて、オクムラ病院の担当者は悩みます。

　また、看護師としての実務経験は、病院やクリニックなど、典型的な医療機関での勤務であれば説明も楽ですが、介護施設や保育所などに看護師として勤務するケースもあり、病院ではない施設での看護師を実務経験としてカウントしていいのかという疑問もあるでしょう。これを厚生労働省に取材したところ、「看護師としての採用・勤務であれば法令に違反しない」と回答されました。法令上は介護施設も保育所の勤務も容認するが、最終的には受け入れる指定研修機関の判断によるという説明でした。

　さらに、どんな勤務形態であろうと通算して看護師5年の実務経

験であれば構わないとする判断する機関もあれば、例えば「オクムラ病院は呼吸器関連の区分別科目のみを開設しているので、内科・呼吸器科の経験が5年以上ある者のみ」などとハードルを上げられる可能性もあります。

　もちろん、病院側の判断で「ハードルを上げる余地がある」ということは、逆に病院側の判断で「ハードルを下げてもらえる余地もある」と解釈できますから、法令で特に規定していない事項であれば、ダメでもともと、受け入れ先の担当者や院長に質問して、容認してもらえるよう頼むのもアリではないかとも思います。

　こんな具合で、この「看護師実務5年ルール」のとらえ方は、指定教育機関ごとに異なりますが、この基準をクリアし、面接や小論文などの審査を経て合格し、晴れて特定行為研修を受けることになったあなたは、また次のステップに進めます。

e-ラーニング等を活用した共通科目を履修する

　特定行為研修の指定研修機関の多くは、e-ラーニング（インターネットに接続したＰＣを通じた双方向的な教材）を用いた共通科目を行います。

　この、e-ラーニングによる特定行為研修は、その多くが次の看護教育サービスのいずれかと提携しており、提携先のサービスを受講することで、共通科目を履修したことになります。

一般社団法人 S-QUE研究会
株式会社学研メディカルサポート
公益社団法人日本看護協会
放送大学大学院

　もちろん、これは指定研修機関が提携・連携している外部のサービスですから、一部の大学病院などでは自校の教室での講義によっ

て行うところや、講義を撮影して e-ラーニング教材として配信しているところもあります。

　本書では、自校で行うケースについては割愛し、上記の e-ラーニング教材を活用するケースを想定して説明しております。これら e-ラーニング校の教材を用い、共通科目250時間を履修すると、次は区分別科目を履修します。

指定研修機関での区分別科目履修

　「特定行為研修」を受講するためには、講義・演習を行う学校（ e-ラーニング校等）が「共通科目」を開講しますが、「区分別科目」は指定研修機関と呼ばれる病院などが開講します。

　例えば、「栄養及び水分管理に係る薬剤投与関連」という区分は、この区分に共通する内容を6時間履修します。そしてその特定行為「持続点滴中の高カロリー輸液の投与量の調整」は5時間、「脱水症状に対する輸液による補正」も5時間履修します。どちらか一方の特定行為なら11時間、両方なら16時間の履修が必要となります。

　また、この時間数をこなすだけではなく、各特定行為につき、経験すべき症例数として5症例が必須とすると定められています。

　区分別科目の教育内容は実習先で異なりますが、教室で説明を受けたり、患者さんを目の前にして見学し、実際に行ったり、それを記録してまとめたりと、いわゆる演習・実習と呼ばれる研修が行われます。

　さて、本章をまとめるとこうなります。

看護師資格を得て、5年以上の実務経験を持つ者が、指定教育機関を選んで特定行為研修を申し込み、その教育機関と提携する概ね半年間のe-ラーニングによる共通科目（250時間）を学び、区分別科目の所定の時間数と症例数を経て認められれば、特定行為研修を修了したことになる。

区分別科目については、何をどれだけ履修するかによりますが、先ほど例示した区分「栄養及び水分管理に係る薬剤投与関連」の特定行為「持続点滴中の高カロリー輸液の投与量の調整」と「脱水症状に対する輸液による補正」であれば、わずか16時間の学修で特定行為研修を終えたことになります。

　つまり、「働きながら、空き時間を利用して、自宅のパソコンで250時間」と「指定教育機関での16時間の研修」で、特定看護師になれるということです。

　16時間の研修なら、1日2時間の研修であれば必要な日数は8日間です。有給休暇をつなぎ合わせれば勤務先の病院を退職する必要はありませんよね。

　ただし、この**「自宅の２５０時間と指定教育機関の１６時間で特定看護師」**という話は、正確ではありません。実はこの「自宅の２５０時間」は、e-ラーニング校の教材だけでは満たせない部分があるのです。

　共著者の小杉さんも含め、多くの人が勘違いする、秘密のルールというか、トラップのような規定があります。それは次の第4章で説明してあります。小杉英之先輩の貴重な体験談をふまえて覚悟してお読みください。

第４章

こうして私は
特定看護師になれました

小杉英之

本章では、ただの看護師だった私が、特定看護師と名乗れるように
なった経緯をお話しします。とにかく手さぐりで調べまくり、い
ろいろなところに飛び込んだ上での体験談です。今思えば不必要な
こととか、ずいぶん無駄なことをしてきました。それでも、看護師
資格を得てから同じ職場に9年間勤め続けたし、学びを重ねるため
の休職や退職はしていません。看護師は多忙な職種ではありますが、
結論からいえば、私は特定行為研修を終えるのに、全て通常の休日
と有給休暇でまかなうことができました。

　それと、ここで紹介している体験談は私が研修を受けた当時のも
ので、**「旧基準」**と呼ばれるものです。実は、特定行為研修の制度
に大きな変更があり、2020年度から共通科目と区分別科目の時間
数がそれぞれ短縮されてしまいました。みなさんがこれから受講す
る新基準については第5章で紹介しますが、旧基準で、今よりもだ
いぶ苦労して研修を受けた男の古い情報として参考にしていただけ
たら嬉しいです。

2007年春　専門学校を修了して看護師になる

　私は東京都立北多摩看護専門学校を修了して看護師資格を取得し
ました。そして当時はまだ数少ない男性の看護師として国立病院機
構や民間の精神科病院を経て都立病院へ就職しました。日々の仕事
をこなすだけの毎日でしたが、この年の秋に発売された松本肇さん
の著書『短大・専門学校卒ナースが簡単に看護大学卒になれる本』
（エール出版社）を買い、夢中で読みふけりました。

　松本さんのこの本は、保健師や助産師の資格も得られる4年制大
学、3年間で看護師国家試験受験資格を得られるレギュラーコース
（3年制短大、3年制専門学校、3年制の養成所）、准看護師が2年
間で看護師国家試験受験資格を得られる進学コース（2年制短大、
2年制専門学校、2年制の養成所、2年制の高校専攻科等）と、看護
学校を分類した上で、それらのうち、短大と専門学校を卒業した人

については、放送大学で31単位または62単位を修得し、かつ学修成果と呼ばれるレポートを提出して試験に合格すれば、文科省管轄の独立行政法人「大学改革支援・学位授与機構」が学士（看護学）を授与してくれるという制度を解説したものです（現在は2年制の高校専攻科も基礎資格があります）。

　本来、看護師は国家資格の有無が重要なのであって、卒業した学校は関係ありませんが、学位記に「看護」と表記された学士を持っている人は看護の世界では「看護学士」と呼ばれ、4年制大学の看護学部を卒業した人と同等に扱われることから、私は自分のキャリアを高めるために、ものすごく興味を持ったのです。

２００７年秋　「看護学士」に挑戦するため放送大学へ入学

　私は3年制の都立の看護専門学校を修了していたので、松本さんの著書にしたがって放送大学教養学部の全科履修生として3年次編入し、卒論に当たる卒業研究を履修して2年半で「心理と教育コース」を卒業しました。この卒業で学士（教養）は得られましたが、この時の目標は「看護学士」ですので、放送大学が発行した単位修得証明書と作成した学修成果レポートを、当時の大学評価・学位授与機構（現：大学改革支援・学位授与機構）に提出しました。

　お恥ずかしながら、実は私が作成した学修成果レポートは、学士のレベルに達していないと判定され、2回も不合格になってしまい、2011年4月に行った3回目の申請でようやく合格。同年8月に学士（看護学）の学位記をいただくことができました。

　放送大学で勉強するのが好きになった私は、翌2012年に再び全科履修生として入学し、2014年3月に教養学部（生活と福祉コース）を卒業しました。ここまでで放送大学の学士が2つ、学位授与機構の学士が1つ、計3つの学士を取得したことになります。

２０１４年　放送大学大学院に入学して修士を目指す

　学位授与機構と放送大学で複数の学士を手に入れた私は、もっと勉強したいというか、「研究」もしたくなって、放送大学大学院を受験しました。放送大学の教養学部は、高卒資格さえあれば、誰もが正規の課程に入学出来ますが、同じ放送大学でも大学院の正規の課程、つまり2年で修士が取れる「修士全科生」は入学試験が必要です。研究計画書を作成し、書類選考を経て筆記試験と面接試験を通り、生活健康科学プログラムに入学しました。学位授与機構の学修成果で3回も受験した私でしたが、特に大きな問題もなく、30単位を修得して修士論文も提出し、無事に2年で修了し、2016年3月、修士（学術）を授与されました。

２０１６年１０月　放送大学大学院で特定行為研修・共通科目が開講

　修士の学位を手に入れた私は、次は博士課程へ行けるかもと、おぼろげに進学を考えていたのですが、放送大学のウェブサイトに、「2016年10月から特定行為研修の共通科目開講」というお知らせが表示されました。私も当時は診療看護師と特定看護師の区別ができていなかったので、その意味が理解できませんでした。通信制で、しかも看護学部も無い放送大学になぜこんな科目ができるのかと驚いたのです。

　ウェブサイトをよく読むと、放送大学大学院が開講するのは、特定行為研修の中の、「共通科目」と呼ばれる科目群の中の、「特定行為研修共通科目の講義・演習部分相当」と呼ばれている部分です。

　「講義」と「演習」の違いは、講師の話す内容をしっかり聞いて理解する授業が講義、講師や他の学生と話し合うことで理解を深める授業を演習だとされています。一方的に聞くのと、双方向的に話し合うのでは理解度が違うことはみなさんも理解できると思います。

　放送大学は、通信制の大学ですから、授業は「放送授業」と「面接授業」に分かれています。放送大学における放送授業は講義に当

たり、テレビ・ラジオ・インターネットで配信し、その授業に対応する通信指導という課題(マークシートや記述式のもの)を提出した人が、47都道府県に存在する学習センターで単位認定試験を受験し、合格なら単位を与えられるというものです。また、実際に教室で学ぶ面接授業も講義が多いのですが、放送大学の大学院の面接授業は「演習」ですので、比較的少人数のゼミナール形式で行われます。

つまり、放送大学における「演習」とは、大学の施設で行われるゼミナールを指し、学部なら「卒業研究」、修士課程なら「研究指導」と呼ばれる授業形態の中で行われるはずです。

ところが、放送大学大学院に新たに開設された「特定行為研修・共通科目相当の科目」は、実は「オンライン授業」と呼ばれる、新しい授業形態でした。「放送」が大前提の、その名も放送大学が、インターネットによる「通信」を主体とする授業を行うというのです。

オンライン授業は、一方的に講師が話をする「講義」を行う部分もあれば、視聴している学生が課題を提出したり、意見を述べたりと、オンライン上という制限の中で、「演習」を行う部分もある授業だというのです。

放送大学大学院で既に修士を修了した私ですが、この時点で特定行為研修の共通科目について、これといったアドバンテージはありません。他のみなさんと同じように、一から共通科目を積み上げていく必要がありますので、とにかく同大学院の修士選科生となりました。

「修士選科生」というのは、同大学院に開設されている満18歳以上であれば学歴不問で入試も不要で履修できる学生種別です。入学すれば1年間在籍できます。看護師資格も不要ですから、本当に誰でも履修できます。

私は開講されたばかりの「医療安全学特論(·16)」、「臨床推

論（ʼ16）」、「フィジカルアセスメント特論（ʼ16）」を履修登録しました。いずれも1単位科目なので、授業料は3科目（3単位）で授業料は33,000円でした。

　オンライン授業は、放送授業や面接授業とは違ってインターネットに接続されたパソコンが必須です。ＩＤとパスワードでログインし、オンラインで授業を視聴し、レポートを提出したりテストを受けたりするという授業形式でした。通常、放送大学の放送授業は1科目に1冊、教科書が配布されますが、オンライン授業ではそれがありません。指定されたPDFファイルをダウンロードしたものを教科書代わりに使います。

　この授業形態は、私にとっては初めての試みでしたが、2016年10月からの特定行為研修の共通科目の3科目は全て無事合格に至りました。しかし、当時は特定行為研修の共通科目は全部で8科目（9単位）を必須としていましたので、まだ5科目足りません。仮にその5科目を履修し、共通科目を全て修得したとしても、その後に必要な区分別科目（病院などでの実習）について、私を受け入れてくれる施設があるかどうかも当時は明らかにされておらず、正直なところ不安でした。また、共通科目として充足しなければならない残りの5科目（6単位）については2017年10月から開講されることが告知されていたので、「きっと放送大学大学院で履修した私たちにも、全ての特定行為研修を全て受けられるようになるはずだ」と信じ、いずれは残りを全て修得するつもりでいました。

　そして2017年の4月には放送大学大学院の特定行為研修の取得した単位を利用した外部の人でも「実習」を開講する指定研修機関が放送大学のホームページに掲載されました。

【共通科目として本学の科目を利用している機関】
（機関名の後の☆は、外部枠を設けている機関です。詳細は各機関のホームページをご確認ください。）

・洛和会音羽病院☆　※平成３０年４月から予定
　（ホームページ：http://www.rakuwa.or.jp/otowa/tokuteikoui.html）

・和歌山県立医科大学☆
　（ホームページ：https://www.wakayama-med.ac.jp/med/ncc/tokutei/bosyu.html）

・独立行政法人　地域医療機能推進機構　（JCHO）

・埼玉医科大学総合医療センター

・セコム医療システム株式会社

放送大学のウェブサイトに掲載された指定研修機関（当時）

　そう、ここに掲載された医療機関は、放送大学のカリキュラムにしたがって単位を修得すれば、そこに勤務している必要はなく、放送大学大学院で共通科目を履修した者を受け入れてくれる旨をあらかじめ表明しているところです。

　予想が現実になったので、私はさらにやる気を出して、2017年10月開講の5科目を一気に履修しました。もちろんこの間はフルタイムで働きながらです。オンライン授業なので、自分の好きな時間に学べるのはとても助かりました。そのような状況で私はその5科目を一気に受講して最終テストも受けて合格しました。

　共通科目を全て履修した私は、勤務している病院の看護部に「来年度、放送大学大学院の共通科目、8科目9単位を使って外部の病院に実習に行く決意がある」旨を伝えていました。

　本来であれば、プライベートな時間に自分がどこで何を学ぼうと、誰の許可もいらないはずなのですが、実は特定行為研修を受け入れる外部の病院は、所属長（勤務先の病院の看護師長等）の推薦状が必要だからです。看護師が業務に関係することを学ぶことや、上位

とされる資格に挑戦することは批判されることではありませんので、前もって言っておいたのです。

　かくして放送大学大学院で開講している特定行為研修の共通科目8科目9単位を全て履修し終えた私は本格的に実習を受ける準備をすることになります。

指定教育機関（病院）の選定と推薦状獲得までの道のり

　私は勤務先の看護部に「2017年に受験をして2018年に特定行為研修を受けたい」と意向を伝えていました。

　ところで、私が特定行為研修の実習病院の選ぶにあたって、次の2つの条件を満たすところにしました。

・私は東京在住なので、交通の便の良いところ
・区分「栄養及び水分管理に係る薬剤投与関連」があるところ

　既に説明した通り、たった1区分だけでも特定行為研修を修了すれば、特定看護師です。

　当時はまだ放送大学大学院で単位を得た者を受け入れる指定教育機関も少なく、また私のような精神科看護師が将来、活用できるかもしれない区分「栄養及び水分管理に係る薬剤投与関連」を選べるところが都内にはありませんでした。そこで、東京から新幹線で行かなければならないけれど、京都駅から徒歩30分で行ける洛和会音羽病院を選ぶことに決めました。ただし、この病院へ出願しようとした当時は、出願書類に「看護師長」と「医師」の両方の推薦状が必要でした。

　2017年10月から放送大学大学院で開講された共通科目5科目を履修していた私は、履修し始めてすぐに、勤務先へ「受験先を決めたので推薦状を書いて欲しい」旨を依頼しました。

　当時の私は、学位授与機構で看護学士も取り、放送大学大学院の

修士も持っていて、日々の仕事もそれなりにこなしながら、真面目に勉強していると自負していました。しかし、看護師長からは「私は精神科で働いている小杉さんしか知らない。特定看護師のような高度な一般科の看護師としての小杉さんの能力を知らないから推薦することはできない」と言われてしまったのです。

　確かに、精神科の業務とこの区分とは少し離れた領域に見えるかもしれません。しかし、「栄養及び水分管理に係る薬剤投与関連」というのは精神科でも頻繁にあります。そこに特定看護師がタイムリーに関わることによって、患者へのより良いケアを提供できることを伝え、この区分ならば一般科でも精神科でも関係なく修められるはずだということを伝え続けました。

　しかし、当時の看護師長は頑として首を縦に振っていただけません。不服なら上司の担当科長に話を回すと言われたので、担当科長とも面談をしましたが、結論は同じでした。どんなに勉強をしても、努力しても、実績を示しても、職場からの推薦状を獲得しなくては次に進めません。

　「一般科の看護師としての小杉さんを知らないので推薦はできない」

　「特定看護師は一般科の中でもさらに優れた看護師がなるもの」

　「あなたも一般科に異動して3～4年やって、私たちに実績を示してから…」

　と、畳みかけられそうになりました。

　私は確かに精神科勤務が長いけれど、一般科の看護師としての経験もあります。異動を命じられれば、どんな診療科でも対応できる看護師になれるよう勉強していること、大学院もフルタイムで勤務しながらきっちり2年間で修了していること、これからの精神科医療には特定看護師も必要であり東京都民の役に立てること、都立病院で看護師の最高レベルであるキャリアラダーのレベルⅤであること、以前から受験することは伝えており今になって急に言っている

ことではないことなど、思い当たる全ての理由を述べました。

　しかし、そこまで食い下がっても担当科長の回答は「ダメ」。もう、何をどうしたら推薦状を書いてもらえるのか、粘り強く話し合ったところ、「じゃあ不服ならば看護部長に話をしてみる」と言われ、看護師長、担当科長を経て、看護部長にまで話が持ち上がりました。

　「背水の陣」のつもりで看護部長に掛け合うと、あっさりと「推薦状を書いてあげるわよ」ということになりました。看護師にお願いして、看護部長のOKをいただくまで、まる1ヶ月を要しました。

　一方、医師からの推薦状は病棟の医長（現在は精神科部長）の医師にお願いしたらわずか5日で書き終えて渡してくれました。

　看護部長と医師からの推薦状2通を入手した私は、実習先の病院に、締め切り日ギリギリに提出することができました。

　後日、推薦状を断った看護師長に顛末を伝え、「看護部長公認のもとなので実習の期間中は勤務の配慮をお願いします」と伝えたところ、看護師長は「良かったね。勤務の配慮のことはわかりました」と言葉をいただきました。

　いろいろ言いたいことはありましたが、とにかく受験できることにはなったのです。

精神科看護師は歓迎されないのか

　さて、私は2017年10月開講の放送大学大学院の共通科目5科目をオンライン受講しながら実習先の施設に受験をすることになりました。受験書類を提出できたのが11月、そして当時の音羽病院の選考審査も同じ11月でした。秋の観光シーズンのさなか、京都のホテルはどこも満室だったので、東京始発の新幹線で会場へ向かいました。試験は「面接」と「小論文」です。

　まずは面接です。面接官は4人。

　実習先施設は3次救急まで受け付けているその地域の基幹病院ですが、精神科病棟自体がありません。当初、面接官は私が想定した

質問をされたので、ある程度、対応できました。ざっとこんな感じです。

「精神科ではどういった時に輸液（点滴）が必要になるのか」

「あなたはなぜ特定看護師を目指すのか」

「特定看護師になり、医師と看護師と板挟みになった場合の解決法」

その一方で、想定していない質問もありました。

「そもそも身体をあまり診ない精神科看護師に特定行為ができるのか」

これは「精神科ごときに特定行為が必要なのか」という、ちょっと意地悪な問いにも聞こえたため、私を受け入れるつもりがないのかとも思いました。それでも自分なりに考え、真摯に回答し、面接試験はだいたい50点くらいではないかという手応えで面接を終えました。

次の小論文試験の開始時間まで、時間があったので、この面接でのやり取りを振り返ってみると、この病院は精神科看護師が挑戦することすら許されないのかと、少し元気を無くしていましたが、小論文試験では私を歓迎しているのではないかと思うほど、タイムリーな問題が出題されました。

長文を読んだ上で設問に答えるという問題だったので、全文引用はできませんが、ざっとこんな感じです。

こころの病を持った、ある人の手紙

「生きる意味がわかりません。命はなぜ重いのですか」（長文の手紙）

［設問］この手紙にあなたが返答するとしたら、どうしますか。

この設問は、精神的につらくて自殺を考えている相談者に対し、

私たちがどのようにアプローチすることができるか、何をすべきかという問いです。

　これは完全に精神科医療に対する問いでした。実は私はこの試験の2週間前、放送大学教養学部の面接授業で、「医療・看護と倫理思想」という授業を受講しており、「自殺はなぜいけないのか。命はなにゆえ重たいのか」といった倫理学の観点から学んだばかりでした。重たいテーマでしたが、精神科看護師であれば多かれ少なかれずっと問われる問題です。すらすらと答案用紙に書いて提出しました。過大評価かもしれませんが、100点満点をいただいてもおかしくない出来だったような気がします。

　さて、実は特定行為研修の中には「精神及び神経症状に係る薬剤投与関連」という精神科の投薬についての特定行為がありますので、特定看護師と無関係どころか、大いに関係があります。言わば、人の身体は頭の先から足の爪の先までつながっているのですから、全ての特定行為は全ての看護師に関係している訳で、あの区分はこの診療科の看護師には向かないというのはただの偏見です。なんとなく、精神科看護師というイメージだけで患者の身体は診られないという偏見のようなものがあるのではないかと感じました。

　私の場合、勤務先から推薦状を貰うだけでも一般の看護師とは違うといった見られ方をしており、看護師長を含めた精神科の看護師が「自分たちは特定看護師のような身体をメインとした高度な看護師にはなれない」と考えていることが残念でなりませんでした。

精神科看護師が「栄養及び水分管理に係る薬剤投与関連」に合格

　紆余曲折はありましたが、それでも私は無事に選考考査に合格できました。仮に偏見があったとしても、きっと払拭できたのです。

　私は晴れて特定行為研修の受講を許されたのです。

特定行為研修・区分別科目の履修が始まる

　私は2018年8月から、京都・音羽病院にて、特定行為研修の「実習」を受けることになりました。もちろん、仕事を辞することも休職することもなく、フルタイムで勤務しながらその休日や有給休暇を使い、特定行為研修を両立させるという生活が始まったのです。東京在住の私が、自ら新幹線代やホテル代を負担し、京都を往復する生活です。

なぜか指定教育機関で「共通科目」の履修を求められる

　私は放送大学大学院が開設している特定行為研修の共通科目を全て履修しています。ですから、これから受ける研修は「全て区分別科目だけ」だと思っていました。なぜなら、放送大学大学院の看護師の特定行為研修のリーフレットには区分別科目の実習施設は自分で探すようにと記載されていたからです。

　ある日、指定教育機関の病院から連絡が来ました。実習が始まるのは8月の2週目と3週目からというのです。この時、前に聞いていたはずのスケジュールよりも、随分早いのではないかというイメージがありました。

　実は、後から知ったのですが放送大学大学院の共通科目が開設する科目は、確かに「講義・演習」として履修できます。しかし、なんとこの**共通科目にも「実習」が存在**するのです。言うまでもなく放送大学大学院は通信制ですから、物理的に「実習」の授業はありえません。

　私は共通科目と呼ばれる授業は全て「講義と演習」で、区分別科目と呼ばれる授業は全て「実習」と思っていたのです。

　「共通科目の中にも実習がある」こと、そして「区分別科目にも実習だけではなく講義・演習がある」ことを、京都での特定行為研修が始まってから知ったのです。確かに音羽病院の募集要項には「共通科目の実習は当院で24時間のスクーリングがある」と書い

てありました。騙されたのではありません。

　勘違いしてしまうような制度をうらめしく思いながらも、やはりこれは受験の時に募集要項を熟読していなかった自分自身の落ち度でした。

　ちなみに、放送大学大学院だけでなく、S-QUE研究会、学研メディカル、日本看護協会なども、e-ラーニングによる共通科目を開設しているところは全て同じで、「共通科目の実習は区分別科目を履修する指定教育機関で行う」ことになっています。他の e-ラーニング校を利用する場合は指定教育機関への出願（共通科目も区分別科目も同時に申し込むこと）が前提となっている一方で、放送大学大学院は特定行為研修の受講に関わらず、自由に科目を履修できるため、この辺りについて私のように勘違いをしてしまう人がいるのかもしれません。

　そんなこともあり、早くも2018年8月から京都と東京を行ったり来たりする生活が始まります。前もって自分の所属する病院の看護師長と看護部には実習期間中は有給休暇で休むことを頼んでおいたので、そこは問題なかったものの、8月の2週に渡る共通科目の実習（24時間を5日間で終える）は、夏季休暇をあてました。

　この「共通科目の実習」は、集合研修と呼ばれており、放送大学大学院で履修した臨床推論、フィジカルアセスメント、医療安全などの演習と実習が組み合わされたものでした。

　具体的にはモデル人形を使い、呼吸音の聴取をして何の異常呼吸音か、またそこから何が考えられるかを推論し、「もしこういう状況だったら」という事例に基づき、モデル人形でバイタルサイン測定を実施し、「こういう疾患が考えられるからこうした方が良いのではないか」といった討論をします。

　研修生同士とペアを組んで様々なトレーニングをここで行っていました。事前に呼吸音に関する本（山内豊明『呼吸音聴診ガイドブック: 見る・聴くWeb付録付』医学書院、2018年）を買って勉強し

ていたのが役に立ちました。

　また、実際に病棟へ出向き、病棟の様子や雰囲気を見たり、カンファレンスなどにも随時参加させてもらったりしました。当初は緊張していましたが、私の時は実習指導者の指導がていねいで優しかったこともあり、雑談や冗談を言い合える雰囲気だったので、徐々に緊張がほぐれて助かりました。

　研修生同士も仲良くなってきたこともあり、スマホでLINEグループを作って、みんなで連絡を取り合えるようにしました。2週間の実習中、私を含む研修生5人で呑みに行き、特定行為研修を終えてどうするかなど議論したり、それぞれの想いや夢を語り合ったりして親睦を深めました。

　このようにして8月の2週に渡る実習は終わり、私は医師の視点というものを学んだのです。「診断する時には」とか「病気を診るとは」など、看護師として勤務していた時には気が付かなかった「診る」という視点の入り口に立ったのです。

　8月の共通科目の実習が終わり、これで本当に共通科目を修了したことになります。

　9月からはそれぞれの研修生が選んだ特定行為の区分別科目が始まります。研修生5人全員が次に揃うのは2019年3月の修了式の時になると実習指導者に言われたので、「この5人は挫折せず、全員で修了式を迎えよう」と、誓ったのでした。

いよいよ区分別科目の履修が始まる

　区分別科目について、私は2018年9月から始めることになりました。私が学ぶのは「栄養及び水分管理に係る薬剤投与関連」の区分です。

　これは脱水の患者がいた時に自分で輸液の計画を立案したり、TPN（高カロリー輸液）を必要とする患者がいた時に、その高カロリー輸液の計画を立案したりする特定行為です。事前に輸液関連の

本（鍋島俊隆・杉浦伸一『症例から学ぶ輸液療法　基礎と臨床応用　第2版』じほう、2015年）を入手し、私は読んでいたのですが、この本は複雑な化学式が多く書かれている薬剤師向けの本だったので、お恥ずかしながら、完全に理解はできませんでした。ちなみに、私のレベルでも理解しやすかった本（独立行政法人地域医療機能推進機構・一般社団法人地域医療機能推進学会『栄養および水分管理に係る薬剤投与関連』メディカ出版、2018年）を講師の方に紹介され、参考にさせていただきました。

　そんな私も、「講義→演習→実習」と、授業が進んでいけばなんとかなると思い、臨みました。

講師「研修医と同じことを教えます」

　講義は、総合心療内科医の指導医（研修医を指導する医師）や、時には副院長まで、病院を挙げてのオールスター講師陣が担当してくださいました。

　もちろん、こちらの授業は e-ラーニングではなくて対面式です。講師である医師の皆さんは現役の臨床医でもあり、通常の業務で多忙な中でしたので、1日2時間程度の授業というパターンが多かったと思います。つまり、「週に1回、1日2時間の授業」のため、私は東京と京都を何度も往復することになります。

　この2時間は、講義から始まり、モデル人形を使った演習、そして病棟に行って患者さんに許可をいただいた上で、実際の患者さんを相手にしたフィジカルアセスメントやフィジカルイグザミネーションという名の実習を行いました。

　講義の難易度は非常に高く、正直なところ、看護師の私はついていくのがやっとでした。講師の先生たちは、「研修医と同じことを教えている」と述べていました。特定看護師の存在意義を考えれば、それは当然かもしれません。先生方も特定看護師には期待しているし、医師よりもはるかに劣るのであれば、特定行為という名の医療

行為が許されるはずがありません。「少なくとも、研修医が修める
くらいの学習レベルに追いついてくれていないと困る」と述べてい
たのが印象的でした。また、講師の先生からは膨大な資料をいただ
きました。この資料を使い、自分の空いた時間でそれぞれの講義で
聴いたことをまとめていきました。講義を受け、新幹線で帰りなが
ら資料を見返し、仕事の合間に復習するうちに、先生たちの言葉と
私の体験がまとまっていくのです。

　区分別科目は、例えば16時間が規定時間だとすれば、1日8時間
くらいに詰め込んだカリキュラムであれば、2日で修了できるはず
です。しかし、私の受けた研修は1日2時間ずつ、数か月に渡りま
した。ある程度、時間を置いて学ぶことで、その知識や経験が意味
のあるストーリーにつながるので、まとめて一気に学ぶと忘れてし
まうことでも、時間をかけて繰り返し考えてまとめていくことに意
味があることがわかりました。私は交通費や宿泊費など、勤務先で
得られる収入から湯水のように使ってしまいましたが、意味のある
出費だったと思います。

　さて、一番しんどかったのが2018年11月でした。この頃にな
ると11月の第2〜第4週までがずっと区分別科目の研修期間となっ
たのです。私は職場に適宜研修の報告をしていたので休みの調整を
頼んでおりました。幸い4月から病棟に着任した看護師長が話のわ
かる人でしたので、11月は有給休暇をフルに使用し、研修以外の
日は自分の病棟で夜勤だけ勤務する日々を送りました。夜勤を繰り
返し、週末ごとに京都でホテル住まいという生活です。

実際の患者さんから「症例」を得られない

　実習病院もそろそろ「講義と演習」とを並行しながら、実際の患
者さんを相手にして「症例」を取る実習にシフトしていく形になっ
ていきました。

　この「症例」とは、それぞれの特定行為ごとに実際の患者に特定

行為を実施することを指し、記録を作成します。また、特定行為ごとに症例の数は違いますが、5ないし10個とされています。

　私の場合は「栄養及び水分管理に係る薬剤投与関連」の中の「脱水症状に対する輸液による補正」が5症例、「持続点滴中の高カロリー輸液の投与量の調整」が5症例、つまり最低でも計10症例が必要ということです。

　講義と演習も決められた時間で受ける一方で、それとは別に症例を取るためだけに実習病院へ行く日もありました。しかし、現実には、そう都合よく「脱水症状で輸液」とか「高カロリー輸液」を施すべき患者さんは現れません。また、対象の症例患者が現れたとしても、「看護師なんかに任せるのは嫌だ」と、患者さんや家族から同意をもらうことができないケースもあったのです。

　こうなると、さすがに私たち研修生も不安ですし、指導者にもあせりの色が見えてきます。

　「症例が取れなければどうなるのか」、「研修の終わりが見えなくなってきた」、「まさか適当な患者さんが出るまで延長して研修を受けなければならないのか」など、不安が頭を駆け巡りました。

症例確保が困難な時はペーパーペイシェント併用で記録を作成

　いくら待っても適当な患者さんが見つからず、特定行為研修で得るべき症例が出てこない場合に備え、実は指導者からは「やむを得ない場合はペーパーペイシェントを用いる」旨の方針を示されていました。

　当時の「栄養及び水分管理に係る薬剤投与関連」の2つの区分別科目の研修時間は36時間でしたが、この研修時間中に特定行為の対象となる患者さんが存在しないとか、いたとしても同意が取れない場合は研修不能となってしまいます。そこで、やむを得ない措置としてペーパーペイシェント（Paper Patient：ある実際の患者の情報を学習用に整理した、模擬患者）で症例を取ることにするのが

一つの方策であると示されました。

　ペーパーペイシェントは、実際の患者のようなバイタルサインや検査データの値が詳細に載せてあり、入院に至ったエピソードなども記載してありました。私たちは、このペーパーペイシェントを症例として活用することになり、実習記録として提出するように求められました。そして、12月の最後の講義と演習が終えることとなりました。9月に始まった区分別科目がこれで終わり、あとは3月の修了式を待つのみとなりました。

それでも現実の患者にこだわる音羽病院の研修

　ペーパーペイシェントによる症例確保で、特定行為研修は修了とする一方で、実習指導者の方は「症例に該当する患者さんが出た場合には、可能な限り特定行為研修の対象者としたい」と考えていました。もし期間満了するまでに対象者が出た場合は、私にも知らせてもらえることになりました。

　私としては、既に終わったものだから、これ以上やる必要はないのではないかと楽観していたのですが、でも、こんな機会でもなければ現実の患者さんに向き合って学ぶことは難しいので、もし患者が現れたらいつでも対応するつもりで、前向きに参加する旨を表明しました。もちろん、呼ばれれば、新幹線で京都へ向かうのです。

インフルエンザの流行で脱水患者が増加

　年が明けて2019年になると、京都・音羽病院の実習指導者から、インフルエンザの流行で脱水の患者が現れたという連絡がありました。

　患者さんには早急に輸液等の処置を行わなければなりませんので、連絡を受けて京都へ向かっても、現地に着いたら既に処置が終わっていたなど、私が行く必要がなかったという状況も考えられます。それでも、そこには患者がいるのだという前提で京都へ行くと、当

該患者は処置が終わっていたのですが、さらに別の患者が現れるといったラッキーも重なって、1日で複数の症例を獲得できることもありました（もちろん、病気を発症した患者さんにとってはラッキーではありませんが）。

　また、TPN（高カロリー輸液）の患者も現れるなど、あれだけ待っていても現れなかった症例対象の患者さんが次々と現れ、なんだかんだで症例を取り終えることができたのは2019年2月28日です。この時点で当初の「栄養および水分管理に係る薬剤投与関連」の所定の36時間はとっくに過ぎており、この期間は完全に研修の延長戦でした。ちなみに研修期間は翌3月まででしたので、最後の最後までみっちり研修させていただいたことになります。

　最終的に、研修で私が得たのは「脱水症状に対する輸液による補正」が7症例、「持続点滴中の高カロリー輸液の投与量の調整」が5症例の計12症例でした。ペーパーペイシェントは「脱水症状に対する輸液による補正」で1症例を用意していましたが、実際の患者さんで既定の症例数を取り終えることができたのです。

　この延長戦についても、私は勤務変更を経験することなく、通常の自分の休みの範囲内で無事に京都の研修を終えました。

　そして、3月20日、音羽病院の特定行為研修の修了式を迎えることができました。

　そう、2018年8月のあの飲み会で誓った5人全員が、再び集結して修了証をいただけたのです。

2年半で「普通の看護師」から「特定看護師」に

　2016年10月に放送大学大学院の特定行為研修の共通科目を履修し始めてから、いろんな障害を乗りこえながら走ってきた2年半。2019年3月に特定行為研修を修了し、私はいわゆる特定看護師になることができました。

　たった1区分2行為の特定看護師でも、既に共通科目は講義・演

習・実習全てを修得済みとなっていますので、今後は地元の指定研修機関で残りの20区分36行為について、取りたい特定行為の区分別科目だけを履修すれば、区分数・行為数を増やしていくこともできるのです。さて、ここで私が捻出した費用を計算してみます。

交通費と宿泊費を除けば５０万円ほどで特定看護師

放送大学大学院の費用

修士選科履修生入学金	18,000円
共通科目8科目9単位の授業料	99,000円
小 計	117,000円

音羽病院での研修費用（旧基準／2018年当時）

審査料	20,000円
入学金	40,000円
施設利用料	20,000円
区分別科目（栄養及び水分…）	74,000円
小 計	154,000円

　私は旧基準でしたので、放送大学大学院と指定教育機関の合計が27万円ほどになりました。実は放送大学大学院の修士選科生に再度入学している関係で、正確には更に入学金18,000円を追加支出しています。だから30万円弱となります。

　ただ、私にとってはこの研修費用なんて、どうでもいいくらい、交通費と宿泊費がかかりました。

　京都は素敵な場所ですし、研修機関の講師のみなさんとの対話も充実していたので、研修そのものは楽しかったのですが、さすがにこれだけ頻繁に往復すると、新幹線代とホテル代がかさみます。夜行バスという安い移動手段もありますが、仕事を終えてからの夜行

バス移動はきつく、体力が持ちません。

交通費で1往復約30,000円、ホテル代1泊平均8,000円です。東京-京都往復の回数は数えていませんが、ざっと20回くらいと考えると、軽く70万円を超えてしまいます。学費と合計すると、大台の100万円です。もし私の自宅のそばに指定研修機関があれば、交通費・宿泊費がまるまる不要だったので、シンプルに30万円で特定看護師になれたことになります。

ところで、音羽病院の新旧の研修費用を比較してみたら、私の時はなぜか「共通科目演習（集合）」という項目がありませんでした。また、区分別科目についてもかなり値上がりしていましたので、ざっとこれくらいの費用がかかります。

音羽病院での研修費用（新基準／2020年現在）

審査料	20,000円
入学金	40,000円
施設利用料	20,000円
共通科目演習（集合）	125,000円
区分別科目（栄養及び水分…）	205,000円
小 計	410,000円

新基準になって値上がりはしていたものの、けっこうな量の研修に付き合っていただいたので、この費用でも高くはないと思います。放送大学大学院の学費と合わせると50万円程度というところでしょうか。

特定看護師資格を証明する方法

　特定行為研修を終えた人、つまり「特定看護師」の資格を持つ人は、日本看護協会が運営する「看護師の特定行為研修制度ポータルサイト」に名前・勤務先の医療機関・修了した特定行為が掲載されるようになりました（掲載に同意した者のみ）。

　逆にいうと、私の勤務先の病院では「私は特定看護師である」と言わない限り、服装から看護師であることは想像できても、私が医師に一歩近づいた資格を持っているかどうかがわかりません。

　私が修了した音羽病院ではロゴの入ったバッジを修了者に授与していましたが、実は外部から受講していた私はいただいておりません。このバッジは音羽病院に勤務する特定看護師限定のものです。

　いずれ、厚生労働省がかっこいいバッジやネームカードなどを全国の特定行為研修修了者に発行してくれたらうれしいですよね。

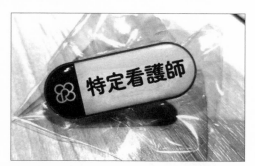

音羽病院が授与する「特定看護師バッジ」

無職の人の「所属施設の推薦状」問題

　私の友人で、放送大学大学院で共通科目を履修後、和歌山県立医科大学で特定行為研修を受けた人物がいます。しかしその友人ですが、看護師5年の勤務経験はあるものの、勤務していた病院を退職したと聞いていました。

　和歌山県立医科大学の募集要項を確認すると、「所属施設の施設長ならびに看護部門長からの推薦状を添付できること」と表記がありました。友人は過去の勤務先から5年以上の在職証明は入手できてたとしても、現在は所属先が無いのだから、推薦状は入手できません。さて、なぜ友人は、無職なのに研修を受けることができたのでしょうか。

> **2. 応募要項**
> **（1）　受講要件**
> 　受講申請にあたっては、次に定める要件を全て満たしていることとします。
> 　1）　日本国内における看護師免許を有していること
> 　2）　受講申請時点において、看護師免許取得後通算5年以上の実務経験を有していることが望ましい
> 　3）　所属施設の施設長ならびに看護部門長からの推薦状を添付できること
> 　　　※出願者本人が施設長の場合、出願前に看護キャリア開発センターまでご相談ください。
> 　4）　放送大学の共通科目を受講しているか、今後受講予定であること
> 　5）　本学が定める1年6か月の研修課程を、連続して受講できること
> 　6）　区分：血糖コントロールに係る薬剤投与関連　については、以下の認定を受けていることを出願資格とする。
> 　　　・日本看護協会が認定する「糖尿病看護認定看護師」
> 　　　・日本糖尿病療養指導士認定機構が認定する「日本糖尿病療養指導士」

和歌山県立医科大学の「看護師特定行為研修募集要項（2020年4月）」より

　本人に直接聞いてみたところ、なんと正解は「無職で所属していないのだから推薦状は不要だった」とのことでした。

　推薦状の本来の役割は、「この人物の人間性や能力は高いので、研修を受けるに値するし、私が太鼓判を押します」というくらい、入試でいえば内申表くらいの意味がある書類です。しかし、提出される推薦状は、一般に悪いことは書いておらず、美辞麗句が並んでいるだけの紙です。

　「無職なら出さなくてもいい」という結論は意外でしたが、

この事実を反対解釈すると、推薦状なんてものは、「当該看護師が研修を受けても、上司である私としては文句ありません」と宣言する程度の文書なのではないでしょうか。

　身も蓋もない話ですが、医療機関にとって看護師は慢性的に人材不足ですから、研修のために職場を離れることや、勤務先と研修先の待遇差を感じて退・転職してしまうなど、後で医療機関同士の軋轢を防ぐための一筆なのではないかと感じました。

　つまり、無職の人こそトラブルが起こらず、研修が終わったらスカウトしても問題ない人材なのですから、指定研修機関側は歓迎するのではないかとも思えました。

　もちろん、これは私たちの勝手な憶測です。みなさんはきちんと指定研修機関に確認してください。今の職場では推薦状が貰いにくいからといって、いきなり退職して指定研修機関を推薦状無しで受験したまではよくても、不合格になって戻るところが無くなっても、誰も責任をとりませんので、気をつけてくださいね。

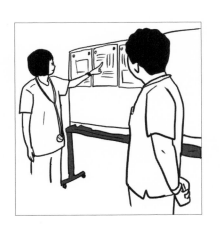

第5章

これでカンペキ
あなたもなれる特定看護師

小杉英之

ここで「診療看護師」と「特定看護師」について、まとめ解説をしてみます。

　既に説明した通り、診療看護師は「看護系大学院で養成課程のある修士課程を修了する」というプロセスが必要です。したがって、診療看護師を目指すためには、大卒資格を有する看護師が5年間の実務経験の後、厳しい入試をパスして正規に大学院へ入学し、2年後に修了します。

新人ナースのあなたが診療看護師になるには大卒資格と実務5年

　もしあなたが看護大学を卒業したて22歳の看護師なら、ここから実務経験で5年間、入学試験を受けて2年間の大学院生活を経て、29歳で診療看護師となれます。つまり、看護大学卒の診療看護師の最年少記録は29歳ということになります。

　もしあなたが3年制の短大や専門学校卒の看護師で、大卒資格を有していなかったとすれば、5年間の実務経験期間中、つまり働きながら大学へ行きます。一般的には、通信制の放送大学に3年次編入して2年間で卒業するか、日本福祉大学の通信教育課程など4年次編入のできるところで卒業するか、学士（看護学）を取りたいと思うなら、大学改革支援・学位授与機構に対応した科目を有する放送大学、武蔵野大学、京都橘大学、人間総合科学大学などで看護系の科目などを一定数修得して申請すれば、これも大卒相当の学位を得ることになります。この場合だと、21歳で看護師になり、実務経験を積みながら大卒になり、大学院へ入学するので、28歳が最年少記録となります。

新人ナースのあなたが特定看護師になるには学歴不問で実務5年

　現行の制度では、高等学校の看護科を卒業して准看護師資格を取り、そのまま高校の専攻科へ進学して卒業すると20歳で看護師になれる最短のコースもありますが、これはどちらかといえば極めて

少ないケースです。看護師の多くは高校卒業後に3年制の短大・専門学校へ進学するケースが多いので、ここでは21歳からスタートしたと仮定します。

　診療看護師は大学院へ進学するという事情から、入学資格として大学卒業や学士が必要ですが、特定看護師は看護師の資格さえあれば、それ以前の学歴は関係ありません。

　まだ実務経験のないあなたは、看護師として勤務し、実務経験5年の要件を積み上げていくことになります。この実務経験5年間は、病院などでしっかり仕事をして、5年後から特定行為研修が始まるのかと思いがちですが、そうでもありません。実はこの5年の間に、あなたに履修できる余裕さえあれば、特定行為研修の共通科目を先取りして履修することができるのです。本書で放送大学大学院の「修士選科生」をお勧めしているのは、実は指定研修機関への研修申し込み（受験）を決める前から履修できるからです。共通科目のe-ラーニングをいきなり履修できるのは放送大学大学院だけではないかと思われます。

　21歳だったあなたが26歳になった時、つまり実務経験5年の要件を満たした時、あなたはすでに既に放送大学大学院で所定の7単位を修得しています。放送大学大学院のウェブサイトに掲載されている指定研修機関（病院等）に出願して研修を受けます。その研修機関の授業方針にも左右されてしまいますが、1区分2行為であれば、おおむね半年程度、そのうち現実に研修を行う必要日数10～14日程度を費やすことで、特定行為研修を修了することができます。つまり、21歳で新人ナースだったあなたは、5年の実務経験を積みながら放送大学大学院で単位を修得しておけば、あとは実質2週間程度の研修を経て、27歳で特定看護師になれるのです。

ベテランナースのあなたが特定看護師になるには
　21歳で看護師になり、例えば現在30歳となったあなたは、5年

の実務経験については十分に満たしていますので、この時点で特定行為研修に出願可能なはずです（指定研修機関によっては特定の診療科の経験を求められることがある）。

　e-ラーニングで共通科目を開設しているところは放送大学大学院の他にもいくつかありますが、例えばS-QUE研究会と提携している指定教育機関で研修を受けようと思ったら、まずは募集している指定研修機関（病院等）に出願して研修を受けます。S-QUE研究会のe-ラーニングによる研修は、まず指定教育機関の研修生として履修登録することが必要ですので、e-ラーニングだけを先に受講することはできません。

　S-QUE研究会は3か月程度で共通科目に必要な講義・演習を終えることができるため、短期間で履修したい人にはお勧めとされていて、e-ラーニングによる共通科目を終えたら、すぐに指定教育機関での共通科目の実習、そして区分別科目の講義・演習・実習と、集中的に行うことが可能とされています。つまり、指定教育機関での研修を開始したら、共通科目から始めても、1区分2行為であれば、おおむね半年程度、実際に研修に参加するのは2週間程度で修了することができます。30歳のあなたは31歳の誕生日が来る前に特定看護師になれるかもしれないくらい、スピーディに特定看護師になれるのです。

もし私が今から再び特定看護師を目指すとしたら

　看護師はいろいろな学歴、いろいろな年齢層で構成されているので、個別具体的に分類して説明すると膨大になってしまいます。また、共通科目をe-ラーニング校との連携による指定研修機関と、共通科目の実習と区分別科目の講義・演習・実習を担当する指定研修機関の善し悪しを詳細に説明することは困難です。

　ただ、私こと小杉英之が、自分の経験を踏まえ、「5年の実務経験を有する私」が、「もしこの研修を一から受けるとしたらどうす

るか」とか、後輩たちが「まず何をすればいいか」と質問してきた場合などの視点で考えてみました。

　特定行為研修を受講するにあたり、「学費」、「修了までの期間」、「難易度」、「特定看護師以外の副産物」など、比較検討すべき項目がいくつかあります。

　もし2020年からの新基準で、私が再び受講するとしたら、または後輩たちに勧めるとしたらどうコメントするか、仮定の話です。

［1］放送大学大学院の修士選科生になる

　放送大学大学院の入学時期は、4月と10月です。職場でまとめて入学したとか、指定教育機関と提携しているといった事情がない場合、入学金は18,000円、放送大学大学院が開設している共通科目は6科目7単位ですので、11,000円×7単位で77,000円。合計で95,000円です。

　放送大学大学院の修士全科生は入学試験がありますが、修士選科生（1年間在籍）と修士科目生（半年間在籍）はいわゆる「科目等履修生」なので、入試は不要です。特定行為研修の共通科目を履修する場合は、半年間の履修で不合格だった時に備え、1年間在籍できる「修士選科生」を選ぶのが無難です。

放送大学の対応科目	単位数	授業数
臨床推論（'16）	1	8回
フィジカルアセスメント特論（'16）	1	8回
特定行為共通科目統合演習（'17）	1	8回
臨床薬理学特論（'17）	1	8回
統合臨床病態生理学・疾病概論（'19）	2	15回
統合医療安全・特定行為実践特論（'19）	1	8回
	7単位	

この6科目は、いわゆる e-ラーニングによるもので、放送大学では「オンライン授業」と呼ばれます。インターネットに接続したパソコンで動画等を視聴し、課題やテストなどを提出し、全ての科目を履修すると7単位を修得できます。この7単位の修得は、共通科目で履修すべき250時間のうち、226時間程度を履修したことになります。

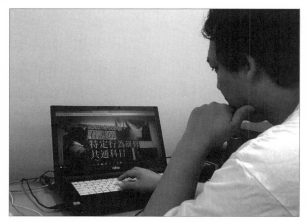

放送大学大学院のオンライン授業受講のイメージ

［2］指定研修機関を選び、特定行為研修を受講する

　働きながら放送大学大学院で履修する人のうち、実務経験5年に満たない人は5年が経過してから、既に実務経験を満たしている人は、放送大学と連携している指定研修機関からあなたに最も適したところを選び、受験します。

　ただし、受験する上で、多くの指定教育機関は勤務先の推薦状を要求します。みなさんの勤務先では、推薦状を依頼しやすい人間関係を構築するとか、職場でも真摯に仕事をしていると評価されるよう、一定の努力が必要だと思います。

　指定研修機関は、小論文と面接程度の選考を行うところが多いの

で、皆さんがこれから学ぼうとする区分や行為について関連の本を読んでおくとか、自分の職場で起こった特定行為に関するエピソード、そして特定行為研修には関係性が低くても自分が所属する部署の中で自信を持って説明できる事柄など、日々の体験や学習経験をフィードバックさせられるよう、用意しておくべきだと思います。

[3] 自分の体調と人間関係を良好に保ち、研修を乗り切る

　前章では、小杉英之の体験をもとに、「通常の勤務をしながら、空き時間と通常の休暇と有給休暇でやりくりしても特定看護師にはなれる」と説明してきました。

　しかし、例えば指定研修機関での集合研修は共通科目が24時間であったとしても5〜6日間、区分別科目が16時間であったとしても7〜8日間は現実に拘束されることになります。つまり、研修の日に、問題なく勤務を休めるような職場環境や人間関係が大切ですし、研修担当講師や一緒に学ぶ人たちとも良い関係を保つことは言うまでもありません。

　そして、研修の日に体調に気をつけるのも大切ですね。

e-ラーニング履修と指定研修機関の指示に従えばゴールできる

　特定行為研修は、パソコンの前での e-ラーニング学習、指定研修機関での面接や試験、現実の実習や症例の取得などを、いろいろな試練が待ち受けているものの、看護師資格を持つあなたであれば、さほど難しいものではないはずです。

　再三述べてきたように、この特定行為研修で学ぶことができる「特定行為」は、本来は医師でなければできない行為を、一定の条件下であれば看護師が行うことができるというものですから、安易に「簡単だ」とか「誰にでもできる」とまでは言えませんが、その医師だってひとりの人間です。誰にも素人の時代があったのです。

医学生や研修医と比較すると、ひょっとすると看護師キャリア5年とか10年のあなたと知識量では大差ないかもしれません。

　そうやって楽観的に考えれば、e-ラーニングで履修して単位を修得、あとは指定研修機関でのカリキュラムを指示通りにこなしていくだけで、ゴールにたどり着けるのです。

なぜe-ラーニング校に放送大学大学院を選ぶべきなのか

　私は特定行為研修のe-ラーニングは、放送大学大学院の修士選科生を選択しました。私自身、放送大学教養学部を卒業して学士（教養）を得ましたし、同大学院の修士全科生を修了して修士（学術）も得ました。実は他のe-ラーニング校を経験しておりませんので、配信状況や動画の内容などの学びやすさについての比較はできません。

　特定行為研修の共通科目でe-ラーニングによるものは、「放送大学大学院」のほか、「S-QUE研究会」、「学研メディカルサポート」、「日本看護協会」、「指定研修施設が独自に制作する」などがあります。授業料の差や履修期間の差はありますが、履修後の法的な効果については、どれを選んでも同じです。
しかし、私は可能である限り、放送大学大学院を選ぶべきだと思っています。

放送大学大学院の単位は「大学院」だから価値がある

　放送大学大学院は学校教育法第1条に規定される教育機関であり、大学院修士課程の授業を行っています。他のe-ラーニング校との比較もさることながら、優劣をつけることも難しいのですが、放送大学大学院で所定の共通科目7単位を修得すると、その単位は大学院で履修した単位として生涯有効なのです。

　特定行為研修における放送大学大学院の7単位は、S-QUE研究会などのe-ラーニング約200〜226時間とイコールで、特定行為研

修の実習や区分別科目を受けるための事前学習みたいな位置づけでしかありません。しかし、放送大学大学院のe-ラーニングは「大学院で修得した単位」なので、これから大学や大学院へ進学しようと考えている人は、その7単位分を活用することができます。

　例えば、高校を卒業後、3年制の専門学校を修了したあなたが特定行為研修の共通科目をe-ラーニングで履修するということは、そもそも大学の学部にも在籍したことがないはずのあなたが、いきなり放送大学大学院で修士選科生となれた上、大学院で7単位を修得したことになります。本来は学士がなければ大学院で学ぶことはできませんが、放送大学大学院は18歳以上であれば誰もが「修士選科生」や「修士科目生」という名前で在籍ができるからです。

　大学を卒業していないはずのあなたが大学院で7単位を修得すると、特定行為研修の共通科目のうちの講義・演習の約226時間分として活用できることは何度も説明しましたが、実はこの大学院の単位は「4年制大学で修得した単位」としても活用できるのです。

　大学院の7単位を修得し、特定行為研修を修了したあなたは、次に例えば放送大学教養学部の選科履修生として入学し、看護系の科目を含めて24単位を修得し、計31単位をもって、大学改革支援・学位授与機構に申請すれば、学士（看護学）が取得できます。さらに入試を経て、放送大学大学院の修士全科生となれた場合、修士課程修了の要件である30単位のうち、既に履修した7単位が無条件で既修得単位として認定されます。つまり、あと23単位だけ修得すれば、大学院修士課程の修了要件を満たし、修士（学術）を授与されるのです。

　つまり、正規の課程ではない、仮の学生として得たはずだった7単位が、学位授与機構の学士（看護学）の積み上げ単位にもなるし、正規の修士課程の一部としても活用できるのです。

　これができるのは、共通科目のe-ラーニングが放送大学大学院のオンライン授業であるからで、S-QUE研究会など、大学ではな

い教育機関での学修履歴は活用できません。

　ところで、放送大学大学院を経て特定行為研修を終え、1区分以上の特定看護師になったあなたが次の区分を目指すときには、共通科目の全て（実習の部分も含めて）を既に修得したものとみなされるため、たいていの指定研修機関は共通科目を履修済みとして扱います。例えばA病院は放送大学大学院と提携しているので、放送大学大学院でe-ラーニングを履修して1区分の特定行為研修を修了したあなたが、今度はS-QUE研究会と提携するB病院で特定行為研修を受ける場合、既にあなたは共通科目を終えているので、B病院でいきなり区分別科目の研修から受けることができるのです。同様に、S-QUE研究会で共通科目を履修し終えた人は他の学研メディカルサポートや放送大学大学院と提携している指定研修機関で、区分別科目からの履修ができます。

　つまり、放送大学大学院での履修は他の e-ラーニングに振り替えることはできるけれど、S-QUE研究会や学研メディカルサポートの履修は大学や大学院の単位に振り替えることができません。特定行為研修の共通科目においては、互換できる関係にあるけれど、大学院の単位は大学院でしか取れないのです。どうせ学ぶなら、大学院の単位として利用できる放送大学大学院を選ぶのがお得ということになります。

Ｓ－ＱＵＥ研究会が最も合理的であるという考え方もある

　私は、私自身が放送大学大学院の修士選科生を経て特定行為研修を受けたのと、やはり大学院の単位として認められる点、そして放送大学大学院の教授陣が日本有数の経歴を持つ人たちが多いという点で、友人や後輩たちから聞かれれば、「放送大学大学院へ行くべき」と断言します。

　しかし、現時点において、放送大学大学院と提携している指定研修機関は多くありません。指定研修機関の数は222、そのうち放送

大学大学院と提携しているのは28機関で、かつ職員ではない者を受け入れる「外部枠」を設けているのはわずか6機関です。

　一方で、S-QUE研究会は既に提携機関が100を超えているため、母数が多いだけ外部枠を設けている機関も多くあり、つまり選べる指定研修機関が多いのです。

　また、放送大学大学院は、2学期制を採用しており、4月に入学した人の単位が認定されるのは早くても9月。10月入学生は翌年3月です。つまり、どんなにスピーディに履修しても放送大学だけで半年間はかかります。S-QUE研究会は早い人なら3か月で e-ラーニングを終えることができるので、指定研修機関でコンスタントに研修を受けられるケースであれば、合わせて4か月程度で終えることも不可能ではありません。

　特定行為研修をやるぞと決めたらスピーディに履修して研修を終えられるS-QUE研究会がいいか、それとも本格的に受講する前に1科目からお試しで履修できて大学や大学院の単位としても活用できる放送大学大学院を選ぶかはみなさん次第ですので、あなたの住んでいる場所や希望する区分を開講する指定研修機関などを勘案し、あなたにとって最適な e-ラーニング教育や指定研修機関を比較・検討して選んでください。

実務経験3年で受講できる特定行為研修もある

　厚生労働省のウェブサイトを見てみると、特定行為研修の受講資格は「概ね3～5年以上の実務経験を有する看護師」とあります。

　本書を執筆するにあたって、多くの指定研修機関では受講資格を「5年以上」と定めているところが多いため、例えば21歳で看護師になった人なら26歳で挑戦し、27歳で特定看護師を名乗れるというケースを想定していました。

　しかし、わざわざ厚生労働省が「3～5年」という表記をしているということは、ひょっとすると実務経験を3年とする指定研修機

関があるのではないかとインターネットで検索したところ、高知県にある近森病院が上位でヒットしましたので、ウェブサイトを転載します。

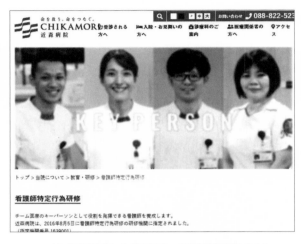

社会医療法人近森会（高知県高知市）

応 募 要 領

1．出願資格

受講申請にあたっては、次に定める要件をすべて満たしていることとします。
1）日本国内における看護師免許を有すること
2）看護師免許取得後、3年以上の実務経験を有すること
3）所属長（看護部長または同等職位の所属長）の推薦を有すること
ただし、勤務していない場合は不要

　近森病院の特定行為研修の資料には「看護師免許取得後、3年以上の実務経験を有すること」という表記がある。また、勤務していない場合は推薦状も不要との表記もある。

https://www.chikamori.com/about/training/tokuteikango/

　この他、インターネットを検索してみると、看護師実務経験3年以上をうたっている指定研修機関はいくつか見つけることができま

した。

日本慢性期医療協会（東京都新宿区）
http://www.jamcf.jp/symposium/2020/tokuteikoui_10/tokutei_10.pdf

医療法人鉄蕉会 亀田総合病院（千葉県鴨川市）
http://www.kameda-resident.jp/nursing/

水戸済生会総合病院（茨城県水戸市）
https://nurse.mito-saiseikai.jp/rinsyoukensyuu/

　このようにネット上でいくつか調べることができましたが、「実務経験3年可」の指定研修機関はさほど多くはありません。
　ただ、21歳で看護師になった人が24歳でこれらの特定行為研修を受けると、25歳で特定看護師になれる計算になります。S-QUE研究会を e-ラーニングに活用しているところなら、わずか数か月で研修を終えられるでしょうから、誕生日の遅い人なら24歳の特定看護師の誕生もあり得るということになります。
　新人ナースが、一刻も早く特定看護師になれる方法はまさにこの「実務経験3年コース」が合理的ということになります。
　こうして見ていくと、3年なのか5年なのか、放送大学大学院かS-QUE研究会なのか、いったい何を基準に指定研修機関を選べばいいのか、だんだん分からなくなってきます。結局のところ、私は自分のライフスタイルや予算、将来の可能性などを比較して選ぶのが最も合理的というところでしょうか。

少しハードルが高い日本看護協会の特定行為研修
　数ある特定行為研修の中で、私の調べた限りでは、日本看護協会

が開く特定行為研修のハードルが高いのではないかと思います。

　本書で解説したほとんどのケースは「看護師で、実務経験が5年以上であれば誰でも受けられる」というものですが、公益社団法人日本看護協会の看護研修学校の受験資格は現在のところ「認定看護師」か、または在宅医療分野のパッケージを希望する実務経験5年以上の看護師に限られます。

　「認定看護師」は実務経験5年以上、うち3年以上は認定看護分野の実務経験を有する者が、6か月600時間以上の認定看護師教育課程を経て養成されることとなっています。この資格を有している時点で相応な教育を受けているのですから、キャリアの乏しいナースが一から挑戦するには、大変な道を歩まなければならないかもしれません。

特定行為研修共通科目の２５０時間とは

　かつて「315時間」とされた共通科目は、2020年からの新基準により「250時間」となったことは説明しました。この250時間の大半は e-ラーニングによって行うところが多く、そのe-ラーニングのシステムを提供しているのが「S-QUE研究会」も「学研メディカルサポート」も「日本看護協会」などで、それらは「共通科目として250時間」と表記しています。一方、放送大学大学院は「共通科目は7単位」と表記しています。

　その中で、S-QUE研究会は内訳を「講義192時間、演習・実習・試験58時間、合計250時間」説明しており、このうち演習や実習を指定研修機関などで履修します。ただし、指定研修機関の意向で演習や実習をオリジナルで多数の科目を実施するところもあるため、「e-ラーニングは226時間、実習を24時間」とするところもあれば、「e-ラーニングは201時間、演習・実習は49時間」、「e-ラーニングは193時間、演習・実習は57時間」など、指定研修機関によって違いがあります。

放送大学大学院における共通科目7単位についても、226時間相当、指定研修機関では24時間とするところが多いようですが、これも指定研修機関の実施方針によるので、確認が必要です。

看護師が一足飛びに医師に近づける資格

　さて、みなさんはここまで読んで、特定行為研修をどのようにとらえていますか。

　何だかややこしい研修を受けなければならないし、看護師免許が医師免許に変わる訳ではないと言ってしまえばそれまでですが、あなたに看護師資格と5年のキャリアがあれば、10万円くらいで放送大学大学院のe-ラーニングを学び、それに2週間くらいの実習と40万円くらいの研修費を加えるだけで、医師に準ずる仕事ができるという点は面白いと思いませんか。

　もちろん、「特定行為のみ」とか「手順書にしたがって」という条件の上での話ですが。

科目名	時間数	教育方法	学習形態
臨床病態生理学	30	講義演習	e ラーニング
臨床推論	45	講義演習	e ラーニング
		実習	集合研修
フィジカルアセスメント	45	講義演習	e ラーニング
		実習	集合研修
臨床薬理学	45	講義演習	e ラーニング
疾病・臨床病態概論	40	講義演習	e ラーニング
医療安全学	45	講義演習	e ラーニング
特定行為実践		実習	集合研修
計	250		

日本看護協会の共通科目250時間のカリキュラム

https://www.nurse.or.jp/nursing/education/tokuteikenshu/jna/nintei/pdf/kiyose/yoko2020_1125.pdf

　臨床推論、フィジカルアセスメント、特定行為実践について、学習形態に「集合研修」がある旨の記述がある。

第６章

特定看護師の未来と
理想的な運用

小杉英之

本書は、ここまで、特定行為研修に関わる厚生労働省の規定や小杉英之の体験談、新基準に基づいた新しい研修の合理的な受け方などを解説してきました。

　この章では、この「特定行為研修」というものが、これからどう発展していくのか、または発展していくべきなのか、理想も含めてお話ししたいと思います。

特定行為研修の研修時間短縮とパッケージ化

　厚生労働省は2015年にこの「特定行為研修」を開始しました。21区分38行為というのはそのままですが、2015年から2019年までの旧基準では共通科目が315時間だったものが、2020年以降の新基準では250時間と、いきなり65時間も減っています。また、区分別科目の新旧比較をすると、ほとんどの区分で時間数が半分以下に減っています。

　ただし、減っているから研修受講者の負担が単純に半分以下になったかといえば、そうでもありません。各行為で5例または10例程度の症例数で実習を行うこととなっています。これは旧基準でも同様の症例数を必要としていましたので、新基準では短い時間数で症例を確保しなければならないことになります。

　さらに、「パッケージ化」と呼ばれる、研修の再編が行われたりもしています。

　これは制度を設計した当初の予定よりも、特定行為研修を受ける人が思いのほか少なかったため、まずは時間数を減らしてコンパクトなカリキュラムにした上で、ニーズの高い区分や行為を受講しやすくしたものといえます。

パッケージ化は、「区分」ごとでなく「行為」を複数選択したもの

　2020年からの新基準には、「パッケージ化」と命名された、特定行為研修が散見されます。

「旧基準」と「新基準」の区分別科目の研修時間数比較

区分別科目	改正前 時間数	改正後 時間数
呼吸器（気道確保に係るもの）関連	22	9
呼吸器（人工呼吸療法に係るもの）関連	63	29
呼吸器（長期呼吸療法に係るもの）関連	21	8
循環器関連	45	20
心嚢ドレーン管理関連	21	8
胸腔ドレーン管理関連	30	13
腹腔ドレーン管理関連	21	8
ろう孔管理関連	48	22
栄養に係るカテーテル管理（中心静脈カテーテル管理）関連	18	7
栄養に係るカテーテル管理（末梢留置型中心静脈注射用カテーテル管理）関連	21	8
創傷管理関連	72	34
創部ドレーン管理関連	15	5
動脈血液ガス分析関連	30	13
透析管理関連	27	11
栄養及び水分管理に係る薬剤投与関連	36	16
感染に係る薬剤投与関連	63	29
血糖コントロールに係る薬剤投与関連	36	16
術後疼痛管理関連	21	8
循環動態に係る薬剤投与関連	60	28
精神及び神経症状に係る薬剤投与関連	57	26
皮膚損傷に係る薬剤投与関連	39	17

　これは特定行為研修を受ける人が当初予測よりもはるかに少なかったため、臨床の現場でニーズの高いもの、必要とされるものを組み合わせ、研修を受講しやすくして修了者を増やしていこうという狙いがあるようです。

　具体的には「在宅・慢性期領域」、「外科術後病棟管理領域」、「術中麻酔管理領域」、「救急領域」、そして「外科系基本領域」の5領域です。

　これまでは、21区分38行為のうち、どの区分や行為を学ぶか、

何にニーズがありそうか、自分はどの専門領域に向いているかなどを、私たちは自分自身で検討し、決定するということになっていましたが、このパッケージ化については、最もニーズが高いとされる区分や行為を複数選んだ組み合わせ推奨プランのようなものです。

　結局のところ、同じ素材をどう組み合わせるかで変わってくると思います。業界でそう呼ばれている訳ではありませんが、勝手に飲食店に例えてみました。

フルコース方式 （診療看護師等）	診療看護師養成課程に見られ、多数の行為がコンプリートされている。
定食屋方式 （パッケージ化）	ニーズが高いとされるいくつかの行為がはじめから選ばれているので、選択する際には悩まなくていい。
カフェテリア方式 （小杉が選んだ道）	特定行為を1区分から選べるし、自分の好きな組み合わせでいくつ選んでもいい。

　そしてそのパッケージ化されたものについては、実施している指定研修機関を見つけて、その指示通りに受講すればいいというものです。

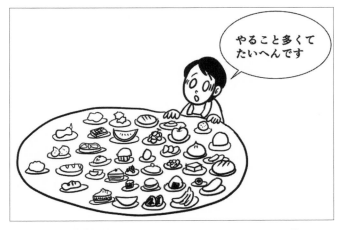

やること多くてたいへんです

診療看護師のイメージ（フルコース方式）

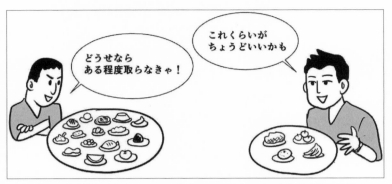

特定看護師「パッケージ」のイメージ（定食屋方式）

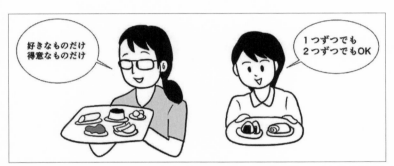

特定看護師「１区分からでも履修」のイメージ（カフェテリア方式）

パッケージされた5つの領域（2020年4月現在）

　現在、パッケージ化されている領域は5つです。

　本書では割愛するつもりでしたが、参考程度に転載しておきました。文字が小さくて見づらいかと思いますので、詳細については当該ウェブサイト等をご覧ください。

1.「在宅・慢性期領域」

1．在宅・慢性期領域

特定行為区分の名称	特定行為	研修を修了した看護師が実施可能な特定行為か否か	研修の免除の可否
呼吸器（長期呼吸療法に係るもの）関連	気管カニューレの交換	○	—
ろう孔管理関連	胃ろうカテーテル若しくは腸ろうカテーテル又は胃ろうボタンの交換	○	—
	膀胱ろうカテーテルの交換	×	免除可
創傷管理関連	褥瘡又は慢性創傷の治療における血流のない壊死組織の除去	○	—
	創傷に対する陰圧閉鎖療法	×	免除可
栄養及び水分管理に係る薬剤投与関連	持続点滴中の高カロリー輸液の投与量の調整	×	免除可
	脱水症状に対する輸液による補正	○	—

2.「外科術後病棟管理領域」

2．外科術後病棟管理領域

特定行為区分の名称	特定行為	研修を修了した看護師が実施可能な特定行為か否か	研修の免除の可否
呼吸器（気道確保に係るもの）関連	経口用気管チューブ又は経鼻用気管チューブの位置の調整	○	—
呼吸器（人工呼吸療法に係るもの）関連	侵襲的陽圧換気の設定の変更	○	—
	非侵襲的陽圧換気の設定の変更	○	—
	人工呼吸管理がなされている者に対する鎮静薬の投与量の調整	×	免除可
	人工呼吸器からの離脱	×	免除可

呼吸器（長期呼吸療法に係るもの）関連	気管カニューレの交換	○	－
胸腔ドレーン管理関連	低圧胸腔内持続吸引器の吸引圧の設定及びその変更	○	－
	胸腔ドレーンの抜去	○	－
腹腔ドレーン管理関連	腹腔ドレーンの抜去（腹腔内に留置された穿刺針の抜針を含む。）	○	－
栄養に係るカテーテル管理（中心静脈カテーテル管理）関連	中心静脈カテーテルの抜去	○	－
栄養に係るカテーテル管理（末梢留置型中心静脈注射用カテーテル管理）関連	末梢留置型中心静脈注射用カテーテルの挿入	○	－
創部ドレーン管理関連	創部ドレーンの抜去	○	－
動脈血液ガス分析関連	直接動脈穿刺法による採血	○	－
	橈骨動脈ラインの確保	×	免除可
栄養及び水分管理に係る薬剤投与関連	持続点滴中の高カロリー輸液の投与量の調整	○	－
	脱水症状に対する輸液による補正	×	免除可
術後疼痛管理関連	硬膜外カテーテルによる鎮痛剤の投与及び投与量の調整	○	－
循環動態に係る薬剤投与関連	持続点滴中のカテコラミンの投与量の調整	○	－
	持続点滴中のナトリウム、カリウム又はクロールの投与量の調整	×	免除可
	持続点滴中の降圧剤の投与量の調整	×	免除可
	持続点滴中の糖質輸液又は電解質輸液の投与量の調整	○	－
	持続点滴中の利尿剤の投与量の調整	×	免除可

3.「術中麻酔管理領域」

3. 術中麻酔管理領域

特定行為区分の名称	特定行為	研修を修了した看護師が実施可能な特定行為か否か	研修の免除の可否
呼吸器（気道確保に係るもの）関連	経口用気管チューブ又は経鼻用気管チューブの位置の調整	○	—
呼吸器（人工呼吸療法に係るもの）関連	侵襲的陽圧換気の設定の変更	○	—
	非侵襲的陽圧換気の設定の変更	×	免除可
	人工呼吸管理がなされている者に対する鎮静薬の投与量の調整	×	免除可
	人工呼吸器からの離脱	○	—
動脈血液ガス分析関連	直接動脈穿刺法による採血	○	—
	橈骨動脈ラインの確保	○	—
栄養及び水分管理に係る薬剤投与関連	持続点滴中の高カロリー輸液の投与量の調整	×	免除可
	脱水症状に対する輸液による補正	○	—
術後疼痛管理関連	硬膜外カテーテルによる鎮痛剤の投与及び投与量の調整	○	—
循環動態に係る薬剤投与関連	持続点滴中のカテコラミンの投与量の調整	×	免除可
	持続点滴中のナトリウム、カリウム又はクロールの投与量の調整	×	免除可
	持続点滴中の降圧剤の投与量の調整	×	免除可
	持続点滴中の糖質輸液又は電解質輸液の投与量の調整	○	—
	持続点滴中の利尿剤の投与量の調整	×	免除可

4.「救急領域」

特定行為区分の名称	特定行為	研修を修了した看護師が実施可能な特定行為か否か	研修の免除の可否
呼吸器（気道確保に係るもの）関連	経口用気管チューブ又は経鼻用気管チューブの位置の調整	○	―
呼吸器（人工呼吸療法に係るもの）関連	侵襲的陽圧換気の設定の変更	○	―
	非侵襲的陽圧換気の設定の変更	○	―
	人工呼吸管理がなされている者に対する鎮静薬の投与量の調整	○	―
	人工呼吸器からの離脱	○	―
動脈血液ガス分析関連	直接動脈穿刺法による採血	○	―
	橈骨動脈ラインの確保	○	―
栄養及び水分管理に係る薬剤投与関連	持続点滴中の高カロリー輸液の投与量の調整	×	免除可
	脱水症状に対する輸液による補正	○	―
精神及び神経症状に係る薬剤投与関連	抗けいれん剤の臨時の投与	○	―
	抗精神病薬の臨時の投与	×	免除可
	抗不安薬の臨時の投与	×	免除可

4.救急領域

5. 「外科系基本領域」

5. 外科系基本領域			
特定行為区分の名称	特定行為	研修を修了した看護師が実施可能な特定行為か否か	研修の免除の可否
栄養に係るカテーテル管理（中心静脈カテーテル管理）関連	中心静脈カテーテルの抜去	○	―
創傷管理関連	褥瘡又は慢性創傷の治療における血流のない壊死組織の除去	○	―
	創傷に対する陰圧閉鎖療法	×	免除可
創部ドレーン管理関連	創部ドレーンの抜去	○	―
動脈血液ガス分析関連	直接動脈穿刺法による採血	○	―
	橈骨動脈ラインの確保	×	免除可
栄養及び水分管理に係る薬剤投与関連	持続点滴中の高カロリー輸液の投与量の調整	×	免除可
	脱水症状に対する輸液による補正	○	―
感染に係る薬剤投与関連	感染徴候がある者に対する薬剤の臨時の投与	○	―
術後疼痛管理関連	硬膜外カテーテルによる鎮痛剤の投与及び投与量の調整	○	―

https://www.mhlw.go.jp/content/10800000/000572344.pdf

「パッケージ」と「免除」の関係

　例えば、上記1の「在宅・慢性期領域」のパッケージは、「気管カニューレの交換」、「胃ろうカテーテル若しくは腸ろうカテーテル又は胃ろうボタンの交換」、「褥瘡又は慢性創傷の治療における血流のない壊死組織の除去」、「脱水症状に対する輸液による補正」の4行為について研修を受けることを前提にまとめて受講するというものです。

　本来、「栄養及び水分管理に係る薬剤投与関連」の区分を選択した場合、普通は2行為「持続点滴中の高カロリー輸液の投与量の調

整 」と「脱水症状に対する輸液による補正」の両方の行為をセットにして履修します、どちらか一方だけということは原則として許されませんが、パッケージとなっている場合は、複数の区分から必要とされる行為について研修を行い、研修を行わない行為については「免除」という扱いになります。上記の表で、「免除可」と表記されているところが該当します。念のため言及しておくと、「免除」といってもその行為ができるという訳ではありません。その特定行為の研修は開講しないし、免除された特定行為を含むパッケージ研修を修了しても、免除された行為は研修を受けていないのだから、その免除された行為については無資格ということになります。

　さらに「オプション」と称して行為を追加する制度もありますし、パッケージとされるものが現行の5つから増えることもあるかと思います。このあたりは厚生労働省のウェブサイトや日本看護協会のポータルサイトで確認していただければいいと思いますので、本書ではこれくらいの説明にとどめます。

新基準となった特定行為研修は質が担保できるのか

　本書では、「共通科目が315時間から250時間になった」とか、「区分別科目の授業時間が半分以下になった」と説明してきましたが、私は共通科目で65時間も研修時間を削減して、特定行為研修の質を保てるのかどうか、旧基準で研修を終えた者の正直な気持ちをいえば疑問です。

　ただ、ここから言えることは、間違いなく、今から始める人は、研修を受講しやすくなるということです。本書で説明した通り、働きながら、半年から1年くらいの余裕がある人なら、誰もがリーズナブルに受講できるのです。

　当初、厚生労働省は2025年までに特定行為研修を受けた看護師が10万人に達すると宣言していたものの、現状では難しいため、2023年度末までに1万人の特定行為研修修了者を養成していくと、

目標数を下方修正しました。

　他方で、日本外科学会は特定看護師の育成によって、外科医の過重労働の改善に繋げていきたい方針を明らかにしました。本来は、在宅医療等を支えていく看護師を計画的に養成していくことが制度の目的であって、医師の過重労働軽減のためではありません。特定看護師制度を作ったものの、思うように進まず、在宅医療を備えるためという一方で医師の過重労働改善にも使えるなどの、さまざまな意見で混乱してしまい、厚生労働省自身がさまよっている感じも見受けられます。

　それでも、研修の修了要件が緩和され、もっと増やしていこうという意志は示されてきたので、旧基準出身の私ですが、この流れには賛同したいと思います。

診療看護師・特定看護師は昇給や昇進に影響があるのか

　診療看護師と特定看護師は同じ「特定行為研修」を活用した、看護師の医療行為を容認するという制度であることは本書の冒頭から説明しています。

　診療看護師は2年の年月と修士とNP資格があるのに対し、特定看護師は学歴不問の上、数か月で数区分を終えられる可能性もあるため、この資格の単純比較はできません。しかし、「特定行為研修」という同じ制度を利用していることや、養成課程のある大学院なら8区分12行為でも「診療看護師」になれる人がいる一方で、e-ラーニングと指定研修機関での実習の人は仮に21区分38行為全ての研修をコンプリートしても「特定看護師」としか呼ばれません。

　この本を読んできたみなさんなら、資格名で区別するのではなく、研修を修了して対応できる行為数に応じてランクを設けるべきだという私たちの考え方を理解してくださる人は多いはずです。

　しかし、診療看護師と特定看護師については、まだ歴史の浅い制度であり、その違いも知られていないことから、せっかくこれらの

資格を取得しても、勤務する病院によって評価の仕方はまちまちというのが実情です。

　そこで、インターネットで調べてみると、国立病院機構のウェブサイトを見つけることができました。診療看護師にはなんと月額6万円の手当がつきます。単純計算すると、年収ベースでは72万円の昇給です。その一方で、専門看護師は5千円、認定看護師は3千円で、特定看護師については表記すらありません。

	夜間看護等手当・夜勤手当	二交替夜勤1回につき概ね 11,000円 三交替夜勤1回につき概ね 5,000円
	専門看護手当	専門看護師 月額5,000円 認定看護師 月額3,000円
	診療看護師手当	月額60,000円
	救急呼出等待機手当	待機1回　2,000円
	住居手当	借家は最高月額27,000円
	通勤手当	月額　55,000円まで全額

独立行政法人 国立病院機構 近畿グループ
https://kinki.hosp.go.jp/recruit/nurse/condition/

　医師の仕事の一部を担うのだから、診療看護師にはそれくらいの手当は当然なのかもしれません。だとすれば、6万円を38の行為で割ると1行為当たり約1500円となります。1区分2行為を修了した人には月額3千円とか、10行為の人なら1万5千円くらいの手当がついても良さそうな話ではありませんか。

放送大学大学院は特定看護師のリーディングスクールを目指せ

　私こと小杉は、放送大学大学院出身者として指定研修機関を外部枠で受講した特定看護師となり、放送大学の教授によれば、放送大学大学院の特定行為研修が始まって2人目の特定看護師と言われました。同じタイミングで修了した者が数人いますから、「2位タイ記録」ということかもしれません。

　放送大学大学院は、何といっても他のe-ラーニング校（S-QUE研究会、学研メディカル、日本看護協会）とは違い、誰もが学ぼうと思ったら、学歴不問で、入試も不要で、指定研修機関への出願の手続もなく、自分の意思だけで履修が可能な点、そして大学院で修得した単位は生涯有効で、学士や修士の学位を取得する時に有効であることもお伝えしました。だから私にとっては最強・最高のe-ラーニング校は放送大学大学院だと思っていました。

　しかし、本書を執筆するにあたって調べてみると、放送大学大学院と提携している指定研修機関は、S-QUE研究会と比較して、圧倒的に少ないことがわかりました。短期間で、なるべく近隣の指定研修機関で特定看護師を目指そうとしている人にとっては、指定研修機関が多いS-QUE研究会に軍配が上がってしまうのです。

　そして放送大学大学院で共通科目の7単位を修了しただけの人（特定行為を1区分も修了していない人）は、他のe-ラーニング校と提携している指定研修機関は受け入れてもらえないのが普通ですから、現行制度では「おためしでe-ラーニングの授業を受けたい人は、放送大学大学院」、「一刻も早く特定看護師になりたい人は、S-QUE研究会」といった棲み分けが一般的になってしまうと予想します。

　特定看護師を目指す人全体のことを考えれば、どのe-ラーニング校の単位（受講履歴）を修得しても、他のe-ラーニング校に単位（受講履歴）を振り替えられるようにすべきでしょう。

　ただ、私の母校であり、教授陣と長くお付き合いさせていただい

た放送大学大学院については、ぜひとも業界ナンバーワンになって欲しいので、S-QUE研究会とシェア争いするくらいに、もっと提携する指定研修機関を増やしていただき、特定看護師養成界のリーディングスクールとなって欲しいと思います。

特定看護師の理想的な運用とは

　今後、特定看護師や診療看護師は増加の道をたどっていくでしょう。今はまだ特定行為研修に反対している医師や看護師も多くいますが、特定行為研修修了者が増加し、実績を示していけば、そのような声は聞かれなくなると思います。

　ひょっとすると、特定看護師と呼ばれる人たちが標準とされるなんて未来像も考えられます。アメリカなどでは「ナースプラクティショナー」と呼ばれる高度実践看護師は、約25万人いるとされ、州によっては薬剤の処方やクリニック等の開業もできるなど、医師に準ずる地位まで認められてきています。

　楽観的かもしれませんが、私たち特定看護師が実績を積み上げ、社会に認められるようになれば、我が国の特定看護師や診療看護師も、開業や薬剤の処方ができるようになるかもしれません。特定行為限定の「医師」としての地位が付与されることを期待したいですね。

特定看護師はドクターとナースのハイブリッドパーソン

　日本で行われている特定行為研修は医師の「診る」と看護師の「看る」を兼ね備え、患者へタイムリーな医療を提供できます。いわば医師と看護師の双方のパイプ役と言っても良いのです。放送大学大学院科目の「特定行為実践特論（'17）」の第1回目の講義のスライドを引用します。

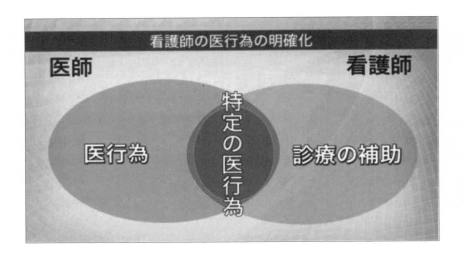

看護師の医行為の明確化

医師　　　　　　　　　　　　看護師

医行為　　特定の医行為　　診療の補助

　これは医師と看護師のハイブリッドとでもいうのでしょうか。私の頭の中のイメージもまさにこんな感じです。「診る」と「看る」を兼ね備えているのは特定看護師ならではで、医師と看護師、双方の立場でものを考えることができるのが利点です。

　私ごときが偉そうに言うのもナンですが、やはり医療は患者さんファーストであるべきで、より良いとされる医療を提供するために必要なことは、医師や看護師、そしてハイブリッドな立場の特定看護師が各自の役割を理解した上で、良い関係を保って日々の医療サービスを担うべきだということです。

　一般に、「医療行為を行う医師」は「看護だけの看護師」に対しては医療行為の指導は行いません。指導したところで、看護師は医療行為には手をつけられないからです。

　しかし、特定看護師は特定行為に関しては医療行為ができます。だから、医師は医療行為を指導することで、特定看護師のスキルが向上するし、その特定看護師の仕事を見て学んだ看護師もまたスキルが向上するのです。そして看護師は自分も特定看護師になって医療行為ができる人を目指そうとします。

誰でも簡単に特定看護師を目指せる制度を構築せよ

　既に説明したように、特定行為研修という制度は、単に医師不足を解消するという機能だけではなく、ごく普通の看護師が、もう一段上の、高度な医療を学ぶモチベーションを与えるという側面があります。

　一般企業でもそうだと思います。派遣社員やアルバイトでも、正社員登用や昇進の要件が明確に定まっていて、仕事の能力を高める方法を教えてもらえる環境にあれば、誰だって頑張って仕事の質を高めようと努力するでしょう。ラーメン店の店主からのれん分けさせてもらえる環境にある従業員なら、掃除も皿洗いもしっかりやって、お客さんを満足させるためのノウハウを学ぼうとしますよね。

　そう考えると、特定看護師は「誰でも簡単になれる資格」ではなく、「誰もが挑戦しようと思ったときに、簡単にアクセスできる資格」であるべきだと思うのです。

　だから私は放送大学大学院のように、単なる興味本位で1科目からでも履修できる制度が最も良いと思うし、指定研修機関の入試についても、簡単な面接だけでもいいと思っています。

　私が職場で推薦状を入手するとき、責任ある人たちが抱いていたような「職場内で最高に優秀で、誰もが賛同するであろう、選ばれし看護師こそ特定行為研修を受けられる」なんて誤った常識が蔓延してしまうと、もう誰も目指せなくなってしまいます。

　それこそ、日本の医療全体のことを考えるなら、「看護師資格と5年の実務経験があれば、勤務先の推薦状も不要」であるべきだし、「ある程度の授業料さえ払えば誰でも挑戦できて無事に研修を修了したら、国から全額返還される」くらい、気軽な制度になるべきなのです。

　ただし、特定行為研修の区分別科目については、それこそ研修医と同等の実習や症例の確保などをしっかり義務化し、研修についてこられない人は研修を修了させないくらいの厳しさがあってもいい

と思います。

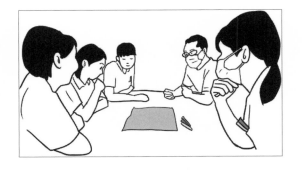

第7章

特定行為研修生を
受け入れている
指定研修機関

松本 肇

指定研修機関の見つけ方

　本当はここで、現在の指定研修機関の住所・電話番号・詳細など
を掲載したいところでしたが、各指定研修機関の状況も刻々と変わ
り、必ずしも正確な情報がお伝えできるかどうかがわかりませんの
で、インターネット等で公表されているウェブサイトの見つけ方な
どを紹介したいと思います。

　以下のポータルサイトや厚労省のサイトをご覧ください。

日本看護協会のポータルサイト

　都道府県や特定区分を指定して検索すると、該当の指定研修機関
がヒットする。

　（看護師の特定行為研修のポータルサイト。2020年4月1日）

https://www.nurse.or.jp/nursing/education/tokuteikenshu/portal/

厚生労働省の指定研修機関エクセル・ＰＤＦページ

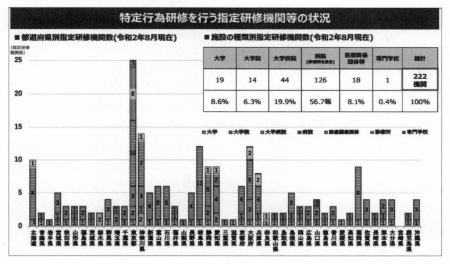

全国の指定研修機関の総数や情報がダウンロードできる
（厚生労働省の特定行為研修の研修機関。2020年8月現在の情報）

https://www.mhlw.go.jp/stf/seisakunitsuite/bunya/0000087753.html

　これで、全国どこで特定行為研修を行っているか、どの特定行為の区分別科目を実施しているのかがわかります。2020年8月時点で、全国で222の指定研修機関（病院等）が確認できると思います。

　共通科目の講義・演習・実習の方法は、厚生労働省の指針に沿っているので、どこの指定研修機関でも基本的なところは同じという建前になっていますが、施設ごとに異なるところはあるでしょうから、いくつか目ぼしい指定研修機関を見つけたら、個々に確認しなければなりません。

　ある程度、比較したい指定研修機関がわかったら、そのウェブサイトを閲覧するとか、資料を請求するとか、積極的に確認してください。

放送大学大学院と提携・連携している指定研修機関

　私が勤務している都立病院は、実は日本看護協会と提携している特定行為研修の協力施設です。そのため、外部の病院から研修生を受け入れています。本来であれば、私はこの勤務先で特定行為研修を受けるのが最も簡単だったはずですが、日本看護協会は原則として「認定看護師」を持っている人か、現在は在宅・慢性期パッケージを受講する人も受け入れています。

　いずれにしても、私が挑戦しようとした時は、認定看護師の資格もなければ、パッケージ制度もありませんでしたので、勤務先では無理でした。そこで、外部で履修・受講する道を選んだのですが、私の母校である放送大学大学院のウェブサイトには、こんな感じで掲載されています。

【共通科目として本学の科目を利用している機関】２８機関（順不同）

- 埼玉医科大学総合医療センター
- 佐久大学
- 札幌整形循環器病院
- 聖隷クリストファー大学☆
- セコム医療システム株式会社☆
- 独立行政法人 地域医療機能推進機構 （JCHO）
- ＪＣＨＯ新宿メディカルセンター☆
- 日本赤十字社
- 旭川赤十字病院
- 武蔵野赤十字病院
- 姫路赤十字病院
- 綜合病院 山口赤十字病院
- 高松赤十字病院
- 秋田赤十字病院☆

- 福岡赤十字病院
- 清水赤十字病院
- 石巻赤十字病院
- 日本赤十字社和歌山医療センター
- 鳥取赤十字病院
- 松江赤十字病院
- 横浜市立みなと赤十字病院
- 前橋赤十字病院
- 大阪赤十字病院
- 長野赤十字病院
- 洛和会音羽病院☆
- 和歌山県立医科大学☆
- 群馬県立県民健康科学大学
- 島根県立大学

https://www.ouj.ac.jp/hp/purpose/sikaku/nurse/assets/pdf/03_01.pdf
※ここに記載されていても、放送大学大学院との連携を解除して他の e-ラーニング校に
変更する指定研修機関がありますので、詳しくはご自分で調べてください。

　この28施設のうち、「☆」のマークが付いているところについては、外部枠を設けている機関です。小杉さんが特定行為研修を受けた洛和会音羽病院にもしっかり「☆」が付いています。つまり、看護師で、実務経験やその他の要件を満たせば誰でも受験資格があるということです。放送大学大学院の共通科目の7単位を有していれば、あとはその指定研修機関の特定行為研修の講義・演習・実習を受けられるし、単位がなければそこから履修を始めます。
　「☆」マークの無いところは、当該医療機関の勤務看護師であることが条件になっています。
　とはいえ、28施設というのは少ないですね。特定行為研修をもっと多くの人に利用してもらうためには、放送大学大学院と連携して

いるところだけで100は欲しいし、その半分くらいが外部生の受け入れをしているくらいが理想でしょう。

付録

特定行為研修制度を説明する
厚生労働省各種文書

35ページ記載の「別紙」3～7

松 本 肇

別紙3

共通科目の内容

科目	学ぶべき事項	時間
臨床病態生理学	臨床解剖学、臨床病理学、臨床生理学を学ぶ 1．臨床解剖学 2．臨床病理学 3．臨床生理学	30
臨床推論	臨床診断学、臨床検査学、症候学、臨床疫学を学ぶ 1．診療のプロセス 2．臨床推論（症候学を含む）の理論と演習 3．医療面接の理論と演習・実習 4．各種臨床検査の理論と演習 　心電図/血液検査/尿検査/病理検査/微生物学検査/生理機能検査/その他の検査 5．画像検査の理論と演習 　放射線の影響/単純エックス線検査/超音波検査/CT・MRI/その他の画像検査 6．臨床疫学の理論と演習	45
フィジカルアセスメント	身体診察・診断学（演習含む）を学ぶ 1．身体診察基本手技の理論と演習・実習 2．部位別身体診察手技と所見の理論と演習・実習 　全身状態とバイタルサイン/頭頸部/胸部/腹部/四肢・脊柱/泌尿・生殖器/乳房・リンパ節/神経系 3．身体診察の年齢による変化 　小児/高齢者 4．状況に応じた身体診察 　救急医療/在宅医療	45
臨床薬理学	薬剤学、薬理学を学ぶ 1．薬物動態の理論と演習 2．主要薬物の薬理作用・副作用の理論と演習 3．主要薬物の相互作用の理論と演習 4．主要薬物の安全管理と処方の理論と演習 ※年齢による特性（小児/高齢者）を含む	45

疾病・臨床病態概論	主要疾患の臨床診断・治療を学ぶ 　主要疾患の病態と臨床診断・治療の概論 　　　循環器系/呼吸器系/消化器系/腎泌尿器系/内分泌・代謝系/免疫・膠原病系/血液・リンパ系/神経系/小児科/産婦人科/精神系/運動器系/感覚器系/感染症/その他	30
	状況に応じた臨床診断・治療を学ぶ 　1. 救急医療の臨床診断・治療の特性と演習 　2. 在宅医療の臨床診断・治療の特性と演習	10
医療安全学	特定行為の実践におけるアセスメント、仮説検証、意思決定、検査・診断過程（理論、演習・実習）を学ぶ中で以下の内容を統合して学ぶ 　1. 特定行為実践に関連する医療倫理、医療管理、医療安全、ケアの質保証（Quality Care Assurance）を学ぶ ①医療倫理 ②医療管理 ③医療安全 ④ケアの質保証 　2. 特定行為研修を修了した看護師のチーム医療における役割発揮のための多職種協働実践（Inter Professional Work（IPW））（他職種との事例検討等の演習を含む）を学ぶ	45
特定行為実践	①チーム医療の理論と演習 ②チーム医療の事例検討 ③コンサルテーションの方法 ④多職種協働の課題 　3. 特定行為実践のための関連法規、意思決定支援を学ぶ ①特定行為関連法規 ②特定行為実践に関連する患者への説明と意思決定支援の理論と演習 　4. 根拠に基づいて手順書を医師、歯科医師等とともに作成し、実践後、手順書を評価し、見直すプロセスについて学ぶ ①手順書の位置づけ ②手順書の作成演習 ③手順書の評価と改良	
	計	250

別紙4

区分別科目の内容

区分別科目名	時間（計）	特定行為名	特定行為区分に含まれる特定行為に共通して学ぶべき事項		特定行為ごとに学ぶべき事項	
			内容	時間	内容	時間
呼吸器（気道確保に係るもの）関連	9	経口用気管チューブ又は経鼻用気管チューブの位置の調整	1. 気道確保に関する局所解剖 2. 経口用気管チューブ又は経鼻用気管チューブの位置の調整に関する病態生理 3. 経口用気管チューブ又は経鼻用気管チューブの位置の調整に関するフィジカルアセスメント 4. 経口又は経鼻気管挿管の目的 5. 経口又は経鼻気管挿管の適応と禁忌 6. 経口用気管チューブ又は経鼻用気管チューブの種類と適応 7. 経口用気管チューブ又は経鼻用気管チューブによる呼吸管理 8. バックバルブマスク（BVM）を用いた用手換気	4	1. 経口用気管チューブ又は経鼻用気管チューブの位置の調整の目的 2. 経口用気管チューブ又は経鼻用気管チューブの位置の調整の適応と禁忌 3. 経口用気管チューブ又は経鼻用気管チューブの位置の調整に伴うリスク（有害事象とその対策等） 4. 経口用気管チューブ又は経鼻用気管チューブの位置の調整の手技	5
呼吸器（人工呼吸療法に係るもの）関連	29	侵襲的陽圧換気の設定の変更	1. 人工呼吸療法の目的 2. 人工呼吸療法の適応と禁忌 3. 人工呼吸療法に関する局所解剖 4. 人工呼吸療法を要する主要疾患の病態生理 5. 人工呼吸療法を要する主要疾患のフィジカルア	5	1. 侵襲的陽圧換気の設定の目的 2. 侵襲的陽圧換気の設定条件の変更の適応と禁忌 3. 侵襲的陽圧換気の設定条件の変更に伴うリスク（有害事象とその対策等）	6

			セスメント 6. 人工呼吸器管理の適応と禁忌 7. 人工呼吸器のメカニズム・種類・構造		4. 侵襲的陽圧換気の選択と適応 5. 侵襲的陽圧換気の設定条件の変更方法	
		非侵襲的陽圧換気の設定の変更			1. 非侵襲的陽圧換気の目的 2. 非侵襲的陽圧換気の適応と禁忌 3. 非侵襲的陽圧換気の設定条件の変更に伴うリスク(有害事象とその対策等) 4. 非侵襲的陽圧換気の設定条件の選択 5. 非侵襲的陽圧換気の設定条件の変更方法	6
		人工呼吸管理がなされている者に対する鎮静薬の投与量の調整			1. 人工呼吸管理がなされている者に対する鎮静の目的 2. 人工呼吸管理がなされている者に対する鎮静の適応と禁忌 3. 人工呼吸管理がなされている者に対する鎮静に伴うリスク(有害事象とその対策等) 4. 人工呼吸管理がなされている者に対する鎮静薬の選択と投与量 5. 人工呼吸管理がなされている者に対する鎮静の方法	6
		人工呼吸器からの離脱			1. 人工呼吸器からの離脱の目的 2. 人工呼吸器からの離脱の適応と禁忌 3. 人工呼吸器からの離脱に伴うリスク(有害事象と	6

					その対策等) 4. 人工呼吸器からの離脱の方法	
呼吸器（長期呼吸療法に係るもの）関連	8	気管カニューレの交換	1. 気管切開に関する局所解剖 2. 気管切開を要する主要疾患の病態生理 3. 気管切開を要する主要疾患のフィジカルアセスメント 4. 気管切開の目的 5. 気管切開の適応と禁忌 6. 気管切開に伴うリスク（有害事象とその対策等）	4	1. 気管カニューレの適応と禁忌 2. 気管カニューレの構造と選択 3. 気管カニューレの交換の手技 4. 気管カニューレの交換の困難例の種類とその対応	4
循環器関連	20	一時的ペースメーカの操作及び管理	1. 一時的ペースメーカ、経皮的心肺補助装置、大動脈内バルーンパンピングに関する局所解剖 2. 一時的ペースメーカ、経皮的心肺補助装置、大動脈内バルーンパンピングを要する主要疾患の病態生理 3. 一時的ペースメーカ、経皮的心肺補助装置、大動脈内バルーンパンピングを要する主要疾患のフィジカルアセスメント	4	1. 一時的ペースメーカの目的 2. 一時的ペースメーカの適応と禁忌 3. 一時的ペースメーカに伴うリスク（有害事象とその対策等） 4. ペーシング器機の種類とメカニズム 5. ペースメーカのモードの選択と適応 6. 一時的ペースメーカの操作及び管理方法 7. 患者・家族への指導及び教育	4
		一時的ペースメーカリードの抜去			1. 一時的ペースメーカリードの抜去の目的 2. 一時的ペースメーカリードの抜去の適応と禁忌 3. 一時的ペースメーカリードの抜去に伴うリスク（有害事象とその対策等） 4. 一時的ペースメーカリードの抜去の方法	4

		経皮的心肺補助装置の操作及び管理			1. 経皮的心肺補助装置の目的 2. 経皮的心肺補助装置の適応と禁忌 3. 経皮的心肺補助装置とそのリスク（有害事象とその対策等） 4. 経皮的心肺補助装置のメカニズム 5. 経皮的心肺補助装置の操作及び管理の方法	4
		大動脈内バルーンパンピングからの離脱を行うときの補助の頻度の調整			1. 大動脈内バルーンパンピングの目的 2. 大動脈内バルーンパンピングの適応と禁忌 3. 大動脈内バルーンパンピングに伴うリスク（有害事象とその対策等） 4. 大動脈内バルーンパンピングの操作及び管理の方法 5. 大動脈内バルーンパンピングからの離脱のための補助の頻度の調整の適応と禁忌 6. 大動脈内バルーンパンピングからの離脱のための補助の頻度の調整に伴うリスク（有害事象とその対策等） 7. 大動脈内バルーンパンピングからの離脱の操作及び管理の方法	4
心嚢ドレーン管理関連	8	心嚢ドレーンの抜去	1. 心嚢ドレナージに関する局所解剖 2. 心嚢ドレナージを要する主要疾患の病態生理 3. 心嚢ドレナージを要する	4	1. 心嚢ドレーンの抜去の適応と禁忌 2. 心嚢ドレーンの抜去に伴うリスク（有害事象とその対策等）	4

			主要疾患のフィジカルアセスメント 4. 心嚢ドレナージの目的 5. 心嚢ドレナージの適応と禁忌 6. 心嚢ドレナージに伴うリスク(有害事象とその対策等)	3. 心嚢ドレーンの抜去の方法と手技	
胸腔ドレーン管理関連	13	低圧胸腔内持続吸引器の吸引圧の設定及びその変更	1. 胸腔ドレナージに関する局所解剖 2. 胸腔ドレナージを要する主要疾患の病態生理 3. 胸腔ドレナージを要する主要疾患のフィジカルアセスメント 4. 胸腔ドレナージの目的 5. 胸腔ドレナージの適応と禁忌 6. 胸腔ドレナージに伴うリスク(有害事象とその対策等)	1. 低圧胸腔内持続吸引の適応と禁忌 2. 低圧胸腔内持続吸引に伴うリスク(有害事象とその対策等) 3. 低圧胸腔内持続吸引器のメカニズムと構造 4. 低圧胸腔内持続吸引器の吸引圧の設定及びその変更方法	4
		胸腔ドレーンの抜去		1. 胸腔ドレーンの抜去の適応と禁忌 2. 胸腔ドレーンの抜去に伴うリスク(有害事象とその対策等) 3. 胸腔ドレーンの抜去の方法と手技	4
腹腔ドレーン管理関連	8	腹腔ドレーンの抜去(腹腔内に留置された穿刺針の抜針を含む。)	1. 腹腔ドレナージに関する局所解剖 2. 腹腔ドレナージを要する主要疾患の病態生理 3. 腹腔ドレナージを要する主要疾患のフィジカルアセスメント 4. 腹腔ドレナージの目的 5. 腹腔ドレナージの適応と禁忌 6. 腹腔ドレナージに伴うリスク(有害事象とその対策等)	1. 腹腔ドレーンの抜去の適応と禁忌 2. 腹腔ドレーンの抜去に伴うリスク(有害事象とその対策等) 3. 腹腔ドレーンの抜去の方法と手技	4

ろう孔管理関連	22	胃ろうカテーテル若しくは腸ろうカテーテル又は胃ろうボタンの交換	1. 胃ろう、腸ろう及び膀胱ろうに関する局所解剖 2. 胃ろう、腸ろう及び膀胱ろうを要する主要疾患の病態生理 3. 胃ろう、腸ろう及び膀胱ろうを要する主要疾患のフィジカルアセスメント 4. カテーテル留置と患者のQOL 5. カテーテルの感染管理 6. カテーテル留置に必要なスキンケア	10	1. 胃ろう及び腸ろうの目的 2. 胃ろう及び腸ろうの適応と禁忌 3. 胃ろう及び腸ろうに伴うリスク(有害事象とその対策等) 4. 栄養に関する評価 5. 胃ろう造設の意思決定ガイドライン 6. 胃ろう及び腸ろう造設術の種類 7. 胃ろう、腸ろうカテーテル及び胃ろうボタンの種類と特徴 8. 胃ろう、腸ろうカテーテル及び胃ろうボタンの交換の時期 9. 胃ろう、腸ろうカテーテル及び胃ろうボタンの交換の方法	6
		膀胱ろうカテーテルの交換			1. 膀胱ろうの目的 2. 膀胱ろうの適応と禁忌 3. 膀胱ろうに伴うリスク(有害事象とその対策等) 4. 膀胱ろう造設術 5. 膀胱ろうカテーテルの種類と特徴 6. 膀胱ろうカテーテルの交換の時期 7. 膀胱ろうカテーテルの交換の方法	6
栄養に係るカテーテル管理(中心静脈カテーテ	7	中心静脈カテーテルの抜去	1. 中心静脈カテーテルに関する局所解剖 2. 中心静脈カテーテルを要する主要疾患の病態生理 3. 中心静脈カテーテルを要する主要疾患のフィジ	3	1. 中心静脈カテーテルの抜去の適応と禁忌 2. 中心静脈カテーテルの抜去に伴うリスク(有害事象とその対策等) 3. 中心静脈カテーテルの抜去の方法と手技	4

			カルアセスメント 4. 中心静脈カテーテルの目的 5. 中心静脈カテーテルの適応と禁忌 6. 中心静脈カテーテルに伴うリスク(有害事象とその対策等)			
栄養に係るカテーテル管理(末梢留置型中心静脈注射用カテーテル管理)関連	8	末梢留置型中心静脈注射用カテーテルの挿入	1. 末梢留置型中心静脈注射用カテーテルに関する局所解剖 2. 末梢留置型中心静脈注射用カテーテルを要する主要疾患の病態生理 3. 末梢留置型中心静脈注射用カテーテルを要する主要疾患のフィジカルアセスメント 4. 末梢留置型中心静脈注射用カテーテルの目的 5. 末梢留置型中心静脈注射用カテーテルの適応と禁忌 6. 末梢留置型中心静脈注射用カテーテルに伴うリスク(有害事象とその対策等)	3	1. 末梢留置型中心静脈注射用カテーテルの挿入の適応と禁忌 2. 末梢留置型中心静脈注射用カテーテルの挿入に伴うリスク(有害事象とその対策等) 3. 末梢留置型中心静脈注射用カテーテルの挿入の方法と手技	5
創傷管理関連	34	褥瘡又は慢性創傷の治療における血流のない壊死組織の除去	1. 皮膚、皮下組織(骨を含む)に関する局所解剖 2. 主要な基礎疾患の管理 3. 全身・局所のフィジカルアセスメント 4. 慢性創傷の種類と病態 5. 褥瘡の分類、アセスメント・評価 6. 治癒のアセスメントとモニタリング(創傷治癒過程、TIME 理論等)	12	1. 褥瘡及び慢性創傷の治療における血流のない壊死組織の除去の目的 2. 褥瘡及び慢性創傷の治療における血流のない壊死組織の除去の適応と禁忌 3. 褥瘡及び慢性創傷の治療における血流のない壊死組織の除去に伴うリスク(有害事象とその対策等)	14

			7. リスクアセスメント 8. 褥瘡及び創傷治癒と栄養管理 9. 褥瘡及び創傷治癒と体圧分散 10. 褥瘡及び創傷治癒と排泄管理 11. DESIGN－R に基づいた治療指針 12. 褥瘡及び創傷の診療のアルゴリズム 13. 感染のアセスメント 14. 褥瘡の治癒のステージ別局所療法		4. DESING-R に準拠した壊死組織の除去の判断 5. 全身状態の評価と除去の適性判断(タンパク量、感染リスク等) 6. 壊死組織と健常組織の境界判断 7. 褥瘡及び慢性創傷の治療における血流のない壊死組織の除去の方法 8. 褥瘡及び慢性創傷の治療における血流のない壊死組織の除去に伴う出血の止血方法	
		創傷に対する陰圧閉鎖療法	15. 下肢創傷のアセスメント 16. 下肢創傷の病態別治療 17. 創部哆開創のアセスメントと治療		1. 創傷に対する陰圧閉鎖療法の種類と目的 2. 創傷に対する陰圧閉鎖療法の適応と禁忌 3. 創傷に対する陰圧閉鎖療法に伴うリスク(有害事象とその対策等) 4. 物理的療法の原理 5. 創傷に対する陰圧閉鎖療法の方法 6. 創傷に対する陰圧閉鎖療法に伴う出血の止血方法	8
創部ドレーン管理関連	5	創部ドレーンの抜去	1. 創部ドレナージに関する局所解剖 2. 創部ドレナージを要する主要疾患の病態生理 3. 創部ドレナージを要する主要疾患のフィジカルアセスメント 4. 創部ドレナージの目的 5. 創部ドレナージの適応と禁忌 6. 創部ドレナージに伴うリス	2	1. 創部ドレーンの抜去の適応と禁忌 2. 創部ドレーンの抜去に伴うリスク(有害事象とその対策等) 3. 創部ドレーンの抜去の方法と手技	3

			ク（有害事象とその対策等）			
動脈血液ガス分析関連	13	直接動脈穿刺法による採血	1．動脈穿刺法に関する局所解剖 2．動脈穿刺法に関するフィジカルアセスメント 3．超音波検査による動脈と静脈の見分け方 4．動脈血採取が必要となる検査 5．動脈血液ガス分析が必要となる主要疾患とその病態	5	1．直接動脈穿刺法による採血の目的 2．直接動脈穿刺法による採血の適応と禁忌 3．穿刺部位と穿刺に伴うリスク（有害事象とその対策等） 4．患者に適した穿刺部位の選択 5．直接動脈穿刺法による採血の手技	4
		橈骨動脈ラインの確保			1．動脈ラインの確保の目的 2．動脈ラインの確保の適応と禁忌 3．穿刺部位と穿刺及び留置に伴うリスク（有害事象とその対策等） 4．患者に適した穿刺及び留置部位の選択 5．橈骨動脈ラインの確保の手技	4
透析管理関連	11	急性血液浄化療法における血液透析器又は血液透析濾過器の操作及び管理	1．血液透析器及び血液透析濾過器のメカニズムと種類、構造 2．血液透析及び血液透析濾過の方法の選択と適応 3．血液透析器及び血液透析濾過器の操作及び管理の方法	4	1．急性血液浄化療法に関する局所解剖 2．急性血液浄化療法を要する主要疾患の病態生理 3．急性血液浄化療法を要する主要疾患のフィジカルアセスメント 4．急性血液浄化療法における透析の目的 5．急性血液浄化療法に係る透析の適応と禁忌 6．急性血液浄化療法に伴うリスク（有害事象とその対策等）	7

| 栄養及び水分管理に係る薬剤投与関連 | 16 | 持続点滴中の高カロリー輸液の投与量の調整 | 1. 循環動態に関する局所解剖
2. 循環動態に関する主要症候
3. 脱水や低栄養状態に関する主要症候
4. 輸液療法の目的と種類
5. 病態に応じた輸液療法の適応と禁忌
6. 輸液時に必要な検査
7. 輸液療法の計画 | 6 | 1. 低栄養状態に関する局所解剖
2. 低栄養状態の原因と病態生理
3. 低栄養状態に関するフィジカルアセスメント
4. 低栄養状態に関する検査
5. 高カロリー輸液の種類と臨床薬理
6. 高カロリー輸液の適応と使用方法
7. 高カロリー輸液の副作用と評価
8. 高カロリー輸液の判断基準(ペーパーシミュレーションを含む)
9. 低栄養状態の判断と高カロリー輸液のリスク(有害事象とその対策等)
10. 高カロリー輸液に関する栄養学 | 5 |
| | | 脱水症状に対する輸液による補正 | | | 1. 脱水症状に関する局所解剖
2. 脱水症状の原因と病態生理
3. 脱水症状に関するフィジカルアセスメント
4. 脱水症状に関する検査
5. 脱水症状に対する輸液による補正に必要な輸液の種類と臨床薬理
6. 脱水症状に対する輸液による補正の適応と使用方法
7. 脱水症状に対する輸液による補正の副作用
8. 脱水症状に対する輸液 | 5 |

					8. による補正の判断基準(ペーパーシミュレーションを含む) 9. 脱水症状の程度の判断と輸液による補正のリスク(有害事象とその対策等)	
感染に係る薬剤投与関連	29	感染徴候がある者に対する薬剤の臨時の投与	1. 感染症の病態生理 2. 感染症の主要症候と主要疾患 3. 感染症の診断方法 4. 主要感染症の診断方法 5. 主要疾患のフィジカルアセスメント	15	1. 抗生剤の種類と臨床薬理 2. 各種抗生剤の適応と使用方法 3. 各種抗生剤の副作用 4. 感染徴候がある者に対し使用するその他の薬剤の種類と臨床薬理 5. 感染徴候がある者に対し使用するその他の各種薬剤の適応と使用方法 6. 感染徴候がある者に対し使用するその他の各種薬剤の副作用 7. 病態に応じた感染徴候がある者に対する薬剤投与の判断基準(ペーパーシミュレーションを含む) 8. 感染徴候がある者に対する薬剤投与のリスク(有害事象とその対策等)	14
血糖コントロールに係る薬剤投与関連	16	インスリンの投与量の調整	1. 糖尿病とインスリン療法に関する局所解剖 2. 糖尿病とインスリン療法に関する病態生理 3. 糖尿病とインスリン療法に関するフィジカルアセスメント 4. インスリン療法の目的 5. 糖尿病とインスリン療法に関する検査(インスリン療法の導入基準を含む)	6	1. 病態に応じたインスリン製剤の調整の判断基準(ペーパーシミュレーションを含む) 2. 病態に応じたインスリンの投与量の調整のリスク(有害事象とその対策等) 3. 外来でのインスリン療法と入院の適応 4. インスリン療法に関する患者への説明	10

			6. インスリン製剤の種類と臨床薬理 7. 各種インスリン製剤の適応と使用方法 8. 各種インスリン製剤の副作用			
術後疼痛管理関連	8	硬膜外カテーテルによる鎮痛剤の投与及び投与量の調整	1. 硬膜外麻酔に関する局所解剖 2. 硬膜外麻酔を要する主要疾患の病態生理 3. 硬膜外麻酔を要する主要疾患のフィジカルアセスメント 4. 硬膜外麻酔の目的 5. 硬膜外麻酔の適応と禁忌 6. 硬膜外麻酔に伴うリスク（有害事象とその対策等）	4	1. 硬膜外麻酔薬の選択と投与量 2. 硬膜外カテーテルによる鎮痛剤の投与及び投与量の調整の方法	4
循環動態に係る薬剤投与関連	28	持続点滴中のカテコラミンの投与量の調整	1. 循環動態に関する局所解剖 2. 循環動態に関する主要症候 3. 循環動態の薬物療法を必要とする主要疾患の病態生理 4. 循環動態の薬物療法を必要とする主要疾患のフィジカルアセスメント 5. 輸液療法の目的と種類 6. 病態に応じた輸液療法の適応と禁忌 7. 輸液時に必要な検査 8. 輸液療法の計画	8	1. カテコラミン製剤の種類と臨床薬理 2. 各種カテコラミン製剤の適応と使用方法 3. 各種カテコラミン製剤の副作用 4. 病態に応じたカテコラミンの投与量の調整の判断基準（ペーパーシミュレーションを含む） 5. 持続点滴中のカテコラミンの投与量の調整のリスク（有害事象とその対策等）	4
		持続点滴中のナトリウム、カリウム又はクロールの投与量			1. 持続点滴によるナトリウム、カリウム又はクロールの投与の臨床薬理 2. 持続点滴によるナトリウム、カリウム又はクロールの投与の適応と使用方法	4

		の調整		3. 持続点滴によるナトリウム、カリウム又はクロールの投与の副作用 4. 病態に応じた持続点滴によるナトリウム、カリウム又はクロールの投与の調整の判断基準(ペーパーシミュレーションを含む) 5. 持続点滴中のナトリウム、カリウム又はクロールの投与量の調整のリスク(有害事象とその対策等)	
		持続点滴中の降圧剤の投与量の調整		1. 降圧剤の種類と臨床薬理 2. 各種降圧剤の適応と使用方法 3. 各種降圧剤の副作用 4. 病態に応じた降圧剤の投与量の調整の判断基準(ペーパーシミュレーションを含む) 5. 持続点滴中の降圧剤の投与量の調整のリスク(有害事象とその対策等)	4
		持続点滴中の糖質輸液又は電解質輸液の投与量の調整		1. 糖質輸液、電解質輸液の種類と臨床薬理 2. 各種糖質輸液、電解質輸液の適応と使用方法 3. 各種糖質輸液、電解質輸液の副作用 4. 病態に応じた糖質輸液、電解質輸液の調整の判断基準(ペーパーシミュレーションを含む) 5. 持続点滴中の糖質輸液、電解質輸液の投与量の調整のリスク(有害事象とその対策等)	4

		持続点滴中の利尿剤の投与量の調整		1. 利尿剤の種類と臨床薬理 2. 各種利尿剤の適応と使用方法 3. 各種利尿剤の副作用 4. 病態に応じた利尿剤の調整の判断基準(ペーパーシミュレーションを含む) 5. 持続点滴中の利尿剤の投与量の調整のリスク(有害事象とその対策等)	4
精神及び神経症状に係る薬剤投与関連	26	抗けいれん剤の臨時の投与	1. 精神・神経系の局所解剖 2. 神経学的主要症候 3. 精神医学的主要症候 4. 主要な神経疾患と病態生理 5. 主要な精神疾患と病態生理 6. 主要な神経疾患のフィジカルアセスメント 7. 主要な精神疾患の面接所見 8. 神経学的検査 9. 心理・精神機能検査 10. 精神・神経系の臨床薬理(副作用、耐性と依存性を含む)	1. けいれんの原因・病態生理 2. けいれんの症状・診断 3. 抗けいれん剤の種類と臨床薬理 4. 各種抗けいれん剤の適応と使用方法 5. 各種抗けいれん剤の副作用 6. 病態に応じた抗けいれん剤の投与の判断基準(ペーパーシミュレーションを含む) 7. 抗けいれん剤の投与のリスク(有害事象とその対策等)	6
			8		
		抗精神病薬の臨時の投与		1. 統合失調症の原因・病態生理 2. 統合失調症の症状・診断 3. 抗精神病薬の種類と臨床薬理 4. 各種抗精神病薬の適応と使用方法 5. 各種抗精神病薬の副作用 6. 病態に応じた抗精神病薬の投与とその判断基準	6

				（ペーパーシミュレーションを含む） 7. 抗精神病薬の投与のリスク（有害事象とその対策等）		
		抗不安薬の臨時の投与		1. 不安障害の原因・病態生理 2. 不安障害の症状・診断 3. 抗不安薬の種類と臨床薬理 4. 各種抗不安薬の適応と使用方法 5. 各種抗不安薬の副作用 6. 病態に応じた抗不安薬の投与の判断基準(ペーパーシミュレーションを含む) 7. 抗不安薬の投与のリスク（有害事象とその対策等）		6
皮膚損傷に係る薬剤投与関連	17	抗癌剤その他の薬剤が血管外に漏出したときのステロイド薬の局所注射及び投与量の調整	1. 抗癌剤の種類と臨床薬理 2. 各種抗癌剤の適応と使用方法 3. 各種抗癌剤の副作用 4. ステロイド剤の種類と臨床薬理 5. ステロイド剤の副作用	11	1. 抗癌剤その他の薬剤が血管外に漏出したときの病態生理 2. 抗癌剤その他の薬剤が血管外に漏出したときの症候と診断(ペーパーシミュレーションを含む) 3. 抗癌剤その他の薬剤が血管外に漏出したときのステロイド薬の局所注射の適応と使用方法及び投与量の調整	6
計	335			127		208

別紙5

共通科目の各科目及び区分別科目の研修方法

【共通科目】
・全ての共通科目において、講義及び演習を行うものとすること。
・臨床推論では医療面接、フィジカルアセスメントでは身体診察手技、医療安全学では医療安全、特定行為実践ではチーム医療に関する実習を行うものとすること。

科目	研修方法
臨床病態生理学	講義 演習
臨床推論	講義 演習 実習（医療面接）
フィジカルアセスメント	講義 演習 実習（身体診察手技）
臨床薬理学	講義 演習
疾病・臨床病態概論	講義 演習
医療安全学	講義 演習
特定行為実践	実習

【区分別科目】
・全ての区分別科目において、講義及び実習を行うものとすること。また、一部の科目については、演習を行うものとすること。

区分別科目	特定行為名	研修の方法
呼吸器（気道確保に係るもの）関連	経口用気管チューブ又は経鼻用気管チューブの位置の調整	講義 実習
呼吸器（人工呼吸療法に係るもの）関連	侵襲的陽圧換気の設定の変更	講義 演習 実習
	非侵襲的陽圧換気の設定の変更	
	人工呼吸管理がなされている者に対する鎮静薬の投与量の調整	
	人工呼吸器からの離脱	

呼吸器（長期呼吸療法に係るもの）関連	気管カニューレの交換	講義 実習
循環器関連	一時的ペースメーカの操作及び管理	講義 演習 実習
	一時的ペースメーカリードの抜去	講義 実習
	経皮的心肺補助装置の操作及び管理	講義 演習 実習
	大動脈内バルーンパンピングからの離脱を行うときの補助の頻度の調整	講義 演習 実習
心嚢ドレーン管理関連	心嚢ドレーンの抜去	講義 実習
胸腔ドレーン管理関連	低圧胸腔内持続吸引器の吸引圧の設定及びその変更	講義 演習 実習
	胸腔ドレーンの抜去	講義 実習
腹腔ドレーン管理関連	腹腔ドレーンの抜去（腹腔内に留置された穿刺針の抜針を含む。）	講義 実習
ろう孔管理関連	胃ろうカテーテル若しくは腸ろうカテーテル又は胃ろうボタンの交換	講義 実習
	膀胱ろうカテーテルの交換	
栄養に係るカテーテル管理（中心静脈カテーテル管理）関連	中心静脈カテーテルの抜去	講義 実習
栄養に係るカテーテル管理(末梢留置型中心静脈注射用カテーテル管理) 関連	末梢留置型中心静脈注射用カテーテルの挿入	講義 実習
創傷管理関連	褥瘡又は慢性創傷の治療における血流のない壊死組織の除去	講義 実習
	創傷に対する陰圧閉鎖療法	
創部ドレーン管理関連	創部ドレーンの抜去	講義 実習

動脈血液ガス分析関連	直接動脈穿刺法による採血	講義
	橈骨動脈ラインの確保	実習
透析管理関連	急性血液浄化療法における血液透析器又は血液透析濾過器の操作及び管理	講義 演習 実習
栄養及び水分管理に係る薬剤投与関連	持続点滴中の高カロリー輸液の投与量の調整	講義 演習
	脱水症状に対する輸液による補正	実習
感染に係る薬剤投与関連	感染徴候がある者に対する薬剤の臨時の投与	講義 演習 実習
血糖コントロールに係る薬剤投与関連	インスリンの投与量の調整	講義 演習 実習
術後疼痛管理関連	硬膜外カテーテルによる鎮痛剤の投与及び投与量の調整	講義 演習 実習
循環動態に係る薬剤投与関連	持続点滴中のカテコラミンの投与量の調整	講義 演習 実習
	持続点滴中のナトリウム、カリウム又はクロールの投与量の調整	
	持続点滴中の降圧剤の投与量の調整	
	持続点滴中の糖質輸液又は電解質輸液の投与量の調整	
	持続点滴中の利尿剤の投与量の調整	
精神及び神経症状に係る薬剤投与関連	抗けいれん剤の臨時の投与	講義 演習 実習
	抗精神病薬の臨時の投与	
	抗不安薬の臨時の投与	
皮膚損傷に係る薬剤投与関連	抗癌剤その他の薬剤が血管外に漏出したときのステロイド薬の局所注射及び投与量の調整	講義 演習 実習

（注１）実習においては、病態判断から特定行為実践後までの一連の過程を効果的に学べるよう適切に行うこと。

（注２）患者に対する実技を行う実習を行う際には、１例目は、指導者が行う行為の見学又は手伝い、２例目からは、指導者の指導監督下で行う。次第に指導監督の程度を軽くしていく（指導者の判断で実施）ことが望ましいこと。

別紙6

　　　5．（1）⑧に関連し、特定行為研修の一部を免除した研修
　　　　　　　　（領域別パッケージ研修）

　5．（1）⑧に関連し、「厚生労働大臣が適当と認める場合」は、指定研修機関が
（1）及び（2）を満たす場合である。

　（1）下記の表に示す領域ごとに、その領域に対応する複数の特定行為区分に係
　　る研修をパッケージ化し実施する場合。
　（2）（1）の研修を修了した看護師が、手順書により実施可能となる行為が下記
　　の表のとおりである場合。

　上記を満たす場合において、下記の表のとおり一部の特定行為に対応する研修を
免除することができる。

1．在宅・慢性期領域

特定行為区分の名称	特定行為	研修を修了した看護師が実施可能な特定行為か否か	研修の免除の可否
呼吸器（長期呼吸療法に係るもの）関連	気管カニューレの交換	○	－
ろう孔管理関連	胃ろうカテーテル若しくは腸ろうカテーテル又は胃ろうボタンの交換	○	－
	膀胱ろうカテーテルの交換	×	免除可
創傷管理関連	褥瘡又は慢性創傷の治療における血流のない壊死組織の除去	○	－
	創傷に対する陰圧閉鎖療法	×	免除可
栄養及び水分管理に係る薬剤投与関連	持続点滴中の高カロリー輸液の投与量の調整	×	免除可
	脱水症状に対する輸液による補正	○	－

2．外科術後病棟管理領域

特定行為区分の名称	特定行為	研修を修了した看護師が実施可能な特定行為か否か	研修の免除の可否
呼吸器（気道確保に係るもの）関連	経口用気管チューブ又は経鼻用気管チューブの位置の調整	○	－
	侵襲的陽圧換気の設定の変更	○	－

呼吸器（人工呼吸療法に係るもの）関連	非侵襲的陽圧換気の設定の変更	○	―
	人工呼吸管理がなされている者に対する鎮静薬の投与量の調整	×	免除可
	人工呼吸器からの離脱	×	免除可
呼吸器（長期呼吸療法に係るもの）関連	気管カニューレの交換	○	―
胸腔ドレーン管理関連	低圧胸腔内持続吸引器の吸引圧の設定及びその変更	○	―
	胸腔ドレーンの抜去	○	―
腹腔ドレーン管理関連	腹腔ドレーンの抜去（腹腔内に留置された穿刺針の抜針を含む。）	○	―
栄養に係るカテーテル管理（中心静脈カテーテル管理）関連	中心静脈カテーテルの抜去	○	―
栄養に係るカテーテル管理（末梢留置型中心静脈注射用カテーテル管理）関連	末梢留置型中心静脈注射用カテーテルの挿入	○	―
創部ドレーン管理関連	創部ドレーンの抜去	○	―
動脈血液ガス分析関連	直接動脈穿刺法による採血	○	―
	橈骨動脈ラインの確保	×	免除可
栄養及び水分管理に係る薬剤投与関連	持続点滴中の高カロリー輸液の投与量の調整	○	―
	脱水症状に対する輸液による補正	×	免除可
術後疼痛管理関連	硬膜外カテーテルによる鎮痛剤の投与及び投与量の調整	○	―
循環動態に係る薬剤投与関連	持続点滴中のカテコラミンの投与量の調整	○	―
	持続点滴中のナトリウム、カリウム又はクロールの投与量の調整	×	免除可
	持続点滴中の降圧剤の投与量の調整	×	免除可
	持続点滴中の糖質輸液又は電解質輸液の投与量の調整	○	―
	持続点滴中の利尿剤の投与量の調整	×	免除可

3．術中麻酔管理領域

特定行為区分の名称	特定行為	研修を修了した看護師が実施可能な特定行為か否か	研修の免除の可否
呼吸器（気道確保に係るもの）関連	経口用気管チューブ又は経鼻用気管チューブの位置の調整	○	―
呼吸器（人工呼吸療法に係るもの）関連	侵襲的陽圧換気の設定の変更	○	―
	非侵襲的陽圧換気の設定の変更	×	免除可
	人工呼吸管理がなされている者に対する鎮静薬の投与量の調整	×	免除可
	人工呼吸器からの離脱	○	―
動脈血液ガス分析関連	直接動脈穿刺法による採血	○	―
	橈骨動脈ラインの確保	○	―
栄養及び水分管理に係る薬剤投与関連	持続点滴中の高カロリー輸液の投与量の調整	×	免除可
	脱水症状に対する輸液による補正	○	―
術後疼痛管理関連	硬膜外カテーテルによる鎮痛剤の投与及び投与量の調整	○	―
循環動態に係る薬剤投与関連	持続点滴中のカテコラミンの投与量の調整	×	免除可
	持続点滴中のナトリウム、カリウム又はクロールの投与量の調整	×	免除可
	持続点滴中の降圧剤の投与量の調整	×	免除可
	持続点滴中の糖質輸液又は電解質輸液の投与量の調整	○	―
	持続点滴中の利尿剤の投与量の調整	×	免除可

4．救急領域

特定行為区分の名称	特定行為	研修を修了した看護師が実施可能な特定行為か否か	研修の免除の可否
呼吸器（気道確保に係るもの）関連	経口用気管チューブ又は経鼻用気管チューブの位置の調整	○	―
呼吸器（人工呼吸療法に係るもの）関連	侵襲的陽圧換気の設定の変更	○	―
	非侵襲的陽圧換気の設定の変更	○	―
	人工呼吸管理がなされている者に対する鎮静薬の投与量の調整	○	―
	人工呼吸器からの離脱	○	―

動脈血液ガス分析関連	直接動脈穿刺法による採血	○	―
	橈骨動脈ラインの確保	○	―
栄養及び水分管理に係る薬剤投与関連	持続点滴中の高カロリー輸液の投与量の調整	×	免除可
	脱水症状に対する輸液による補正	○	―
精神及び神経症状に係る薬剤投与関連	抗けいれん剤の臨時の投与	○	―
	抗精神病薬の臨時の投与	×	免除可
	抗不安薬の臨時の投与	×	免除可

5．外科系基本領域

特定行為区分の名称	特定行為	研修を修了した看護師が実施可能な特定行為か否か	研修の免除の可否
栄養に係るカテーテル管理（中心静脈カテーテル管理）関連	中心静脈カテーテルの抜去	○	―
創傷管理関連	褥瘡又は慢性創傷の治療における血流のない壊死組織の除去	○	―
	創傷に対する陰圧閉鎖療法	×	免除可
創部ドレーン管理関連	創部ドレーンの抜去	○	―
動脈血液ガス分析関連	直接動脈穿刺法による採血	○	―
	橈骨動脈ラインの確保	×	免除可
栄養及び水分管理に係る薬剤投与関連	持続点滴中の高カロリー輸液の投与量の調整	×	免除可
	脱水症状に対する輸液による補正	○	―
感染に係る薬剤投与関連	感染徴候がある者に対する薬剤の臨時の投与	○	―
術後疼痛管理関連	硬膜外カテーテルによる鎮痛剤の投与及び投与量の調整	○	―

別紙7

（別紙7）

共通科目の各科目及び区分別科目の評価方法

【共通科目】
　全ての共通科目において筆記試験を行うとともに、実習を行う科目（臨床推論、フィジカルアセスメント、医療安全学、特定行為実践）については構造化された評価表を用いた観察評価を行うものとすること。

科目	評価方法
臨床病態生理学	筆記試験
臨床推論	筆記試験 各種実習の観察評価
フィジカルアセスメント	筆記試験 各種実習の観察評価
臨床薬理学	筆記試験
疾病・臨床病態概論	筆記試験
医療安全学	筆記試験 各種実習の観察評価
特定行為実践	

【区分別科目】
　全ての区分別科目において筆記試験及び構造化された評価表を用いた観察評価を行うとともに、一部の科目については実技試験（OSCE）を行うものとすること。

区分別科目	特定行為名	評価方法
呼吸器（気道確保に係るもの）関連	経口用気管チューブ又は経鼻用気管チューブの位置の調整	筆記試験 実技試験（OSCE） 各種実習の観察評価
呼吸器（人工呼吸療法に係るもの）関連	侵襲的陽圧換気の設定の変更 非侵襲的陽圧換気の設定の変更 人工呼吸管理がなされている者に対する鎮静薬の投与量の調整 人工呼吸器からの離脱	筆記試験 各種実習の観察評価
呼吸器（長期呼吸療法に係るもの）関連	気管カニューレの交換	筆記試験 実技試験（OSCE） 各種実習の観察評価

166　付録 特定行為研修制度を説明する厚生労働省各種文書

循環器関連	一時的ペースメーカの操作及び管理	筆記試験 各種実習の観察評価
	一時的ペースメーカリードの抜去	
	経皮的心肺補助装置の操作及び管理	
	大動脈内バルーンパンピングからの離脱を行うときの補助の頻度の調整	
心囊ドレーン管理関連	心囊ドレーンの抜去	筆記試験 各種実習の観察評価
胸腔ドレーン管理関連	低圧胸腔内持続吸引器の吸引圧の設定及びその変更	筆記試験 各種実習の観察評価
	胸腔ドレーンの抜去	
腹腔ドレーン管理関連	腹腔ドレーンの抜去（腹腔内に留置された穿刺針の抜針を含む。）	筆記試験 各種実習の観察評価
ろう孔管理関連	胃ろうカテーテル若しくは腸ろうカテーテル又は胃ろうボタンの交換	筆記試験 実技試験（OSCE） 各種実習の観察評価
	膀胱ろうカテーテルの交換	
栄養に係るカテーテル管理（中心静脈カテーテル管理）関連	中心静脈カテーテルの抜去	筆記試験 各種実習の観察評価
栄養に係るカテーテル管理(末梢留置型中心静脈注射用カテーテル管理)関連	末梢留置型中心静脈注射用カテーテルの挿入	筆記試験 実技試験（OSCE） 各種実習の観察評価
創傷管理関連	褥瘡又は慢性創傷の治療における血流のない壊死組織の除去	筆記試験 実技試験（OSCE） 各種実習の観察評価
	創傷に対する陰圧閉鎖療法	筆記試験 各種実習の観察評価
創部ドレーン管理関連	創部ドレーンの抜去	筆記試験 各種実習の観察評価
動脈血液ガス分析関連	直接動脈穿刺法による採血	筆記試験 実技試験（OSCE）
	橈骨動脈ラインの確保	

		各種実習の観察評価
透析管理関連	急性血液浄化療法における血液透析器又は血液透析濾過器の操作及び管理	筆記試験 各種実習の観察評価
栄養及び水分管理に係る薬剤投与関連	持続点滴中の高カロリー輸液の投与量の調整	筆記試験 各種実習の観察評価
	脱水症状に対する輸液による補正	
感染に係る薬剤投与関連	感染徴候がある者に対する薬剤の臨時の投与	筆記試験 各種実習の観察評価
血糖コントロールに係る薬剤投与関連	インスリンの投与量の調整	筆記試験 各種実習の観察評価
術後疼痛管理関連	硬膜外カテーテルによる鎮痛剤の投与及び投与量の調整	筆記試験 各種実習の観察評価
循環動態に係る薬剤投与関連	持続点滴中のカテコラミンの投与量の調整	筆記試験 各種実習の観察評価
	持続点滴中のナトリウム、カリウム又はクロールの投与量の調整	
	持続点滴中の降圧剤の投与量の調整	
	持続点滴中の糖質輸液又は電解質輸液の投与量の調整	
	持続点滴中の利尿剤の投与量の調整	
精神及び神経症状に係る薬剤投与関連	抗けいれん剤の臨時の投与	筆記試験 各種実習の観察評価
	抗精神病薬の臨時の投与	
	抗不安薬の臨時の投与	
皮膚損傷に係る薬剤投与関連	抗癌剤その他の薬剤が血管外に漏出したときのステロイド薬の局所注射及び投与量の調整	筆記試験 各種実習の観察評価

（注1）OSCE とは、Objective Structured Clinical Examination（臨床能力評価試験）をいうこと。

（注2）実技試験（OSCE）が必要な区分別科目においては、患者に対する実技を行う実習の前に、実技試験（OSCE）を行うこと。

（注3）区分別科目における実習の評価は、構造化された評価表（Direct Observation of Procedural Skills （DOPS）等）を用いた観察評価を行うこ

と。また、構造化された評価表を用いた観察評価では、「指導監督なしで行うことができる」レベルと判定されることが求められること。

（注4）指導者は、特定行為研修における指導に当たっては、受講者にポートフォリオを利用して評価結果を集積し、自己評価、振り返りを促すことが望ましいこと。

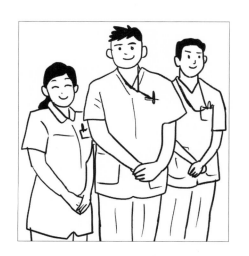

　付録 特定行為研修制度を説明する厚生労働省各種文書

読者のみなさんへ

あとがきとお願い

小杉英之　松本肇

あとがき

　本書を最後までお読みになっていただきありがとうございました。特定行為研修についてざっくりとですが説明してきました。それなりに長い道のりでしたので、まだまだ言い足りないことはたくさんあります。

　さて、2020年春、我が国を襲った新型コロナウィルスの流行では医療従事者が不足しました。これほどの非常時には、あらゆる医療従事者は目の前の患者に対応していかなければなりません。もし、このような非常時に、感染症に対応できる特定看護師がいるとしたらどうなるか考えてみるとどうでしょう。例えば特定行為に「感染徴候がある者に対する薬剤の臨時の投与」というものがありますし、人工呼吸器の操作に関わるものもいくつかあります。

　今回、「医療崩壊」と言われるような事態に遭遇した私たちに、医師と同等でなくても、特定看護師が医師の業務の一部でもいいから、彼らに代わってより早く適切に提供できていたらと思うと、やはり医療行為のできる看護師は必要不可欠な人材です。

　また、世界的な感染症といった突発的なことでなくても、これから2025年問題を迎える我が国にとって、一定の研修を受けて医師に準ずる医療行為が行える特定看護師は非常に重要な役割を担っていくことが予想されます。

　今は医療従事者であっても、この「特定行為研修」を知らない人が多いし、私の職場でもその認知度が低いことを鑑みれば、一般の人たちに認知されるまでには、数年単位で時間がかかると思います。しかし、本書を手に取ったあなたが看護師であるなら、最短で合理的な特定看護師への道を歩むための情報と機会を得られたはずです。

　似たような名称の資格に「認定看護師」、「専門看護師」があるので、混乱も生ずることは予想できますが、特定看護師は今までとは違う、高度な医療の担い手になるのです。生死のはざまにいる患

者はもちろん、現場で日々働く医療従事者全体にとって助かる存在
となり得るでしょう。

　最後に特定看護師の制度に反対の意見も紹介します。実は反対意
見は医師の側からも、そして看護師の側からも出ています。

　医師からは、特定看護師がミスをした時に誰が責任を負うかとい
う問題。そしていくら合法とはいえ、研修を積んだだけで看護師が
医師の代わりに医療行為を行ってもいいのかという問題です。

　看護師からも、もともと看護師は医師の指示で動くのだから、特
定看護師なんて制度は必要ないし、医師が全てやればいいではない
かという意見もあります。

　私も看護師向けのイベントで特定看護師について話してくれと主
催者側から依頼され、制度を紹介するために話すと、このような批
判がありました。

　しかし、先進国の中で、ナースプラクティショナー制度を行って
いない数少ない国の一つが日本です。既に導入されている海外の医
療機関でも、同様の反対意見はあったと聞きます。それをナースプ
ラクティショナーの先駆者達が手さぐりで始めた経験を実績に変え、
時には研究でデータとして見える形にしてより良い医療に繋がった
ことを示し続けています。

　医療行為を積極的に行う医師と、その補助だけができる看護師と
いうチームも悪くはありませんが、その両者の中間に「事前に定め
られた範囲で医療行為が行える看護師」がいれば、医療がより充実
することは簡単に想像できるでしょう。

　まだまだ成長過程の制度ではありますが、先人たちが築いた背景
もあり、日本におけるナースプラクティショナー制度導入は、当初
の違和感や混乱が生じつつも、私たちがそれなりに高い志を持って
運営していくことで、社会にも根付いていくと思います。

　様々な批判はあれど、既に制度として厚生労働省が主導して始め
ていますので、特定看護師も診療看護師も世間に認知されていきま

す。

　この本がそういった意欲あふれる看護師のお役に立ち、何より患者にとってより良いケアや医療の提供に繋がることを切に願っています。

　本書を制作するにあたり、職場のみなさん、放送大学大学院のみなさん、京都の音羽病院のみなさんなどの協力を得ることができました。この場を借りて御礼申し上げます。

2020年10月16日　小杉英之

取材協力についての謝辞と関係者様への今後のお願い

　本書を執筆するにあたり、執筆時期が2019年までの旧基準から2020年に始まる新基準への制度が変わる過渡期に重なったことで、読者の混乱を招きかねないと、ものすごく悩みました。

　様々な検討を重ねた結果、本書では2020年から始まる新基準を中心に執筆する方針で取材を進めようとしたところで、この春の新型コロナウィルスによる緊急事態宣言下の大混乱期に直面してしまいました。

　本書の制作について、指定研修機関、医療機関、e-ラーニング校、厚生労働省に対する取材は、基本的な情報収集は各機関のウェブサイトから拾うことで済ませました。本来であれば現地まで足を運んで関係者に直接聞いて、可能なら研修の風景を撮影するところまで行いたかったくらいです。

　しかし、このコロナ禍においてはせいぜい電話取材くらいしか許されず、混乱の中で電話取材に応じてくださった担当者様においては、真摯に対応していただいたり、在宅勤務中の担当者が折り返し電話をくださったりと、大変なお手間をかけさせてしまいました。この場を借りて心から御礼申し上げます。

　一方で、本来はもっと複数の機関に詳しく取材すべきところを、出版を急ぐために割愛した部分も多くありました。ひょっとすると情報が正確でないところがあるかもしれませんので、不備があった場合にはご指摘いただければ、訂正箇所をオクムラ書店のホームページに掲載していきたいと思います。

　また、本書は可能な限り正確で充実した内容を蓄積するため、取材を充実させていきたいと思います。そして、なるべく早い段階で改訂版を制作していきたいと考えております。そこで、次のような方々からのご連絡をお待ち申し上げております。

1. 現実に診療看護師、特定看護師を取得（研修を修了）した方
　資格を取得するまでの体験談、研修を受けたことで向上したスキルの内容、資格取得後の昇給・昇進等について。

2　e-ラーニング校を運営されている組織の方
　本書で紹介した4つの e-ラーニング校の方や、その他の学校の授業内容紹介、指定研修機関との連携の状況について。

3. 指定研修機関を運営されている組織の方
　特定行為研修の具体的な研修内容について、研修を修了した人たちの状況、研修を運営している側の苦労、新しい試みについて。

　本書では取材が足りずに書けなかったことや、私たちが思いもよらなかった新しい試みなど、積極的に取材して次回作へ反映させたいと思っています。
　正確な情報を収集するため、取材は実際にお会いしたり、修了証の実物や授業の様子などを撮影させていただきますが、みなさんの事情に合わせて、匿名で掲載することも可能です。なるべく正確な情報や、前向きな情報を多くの方に発信していくことで、この制度をもっとメジャーなものにしていきたいと思っております。皆様からのご連絡をお待ち申し上げております。

オクムラ書店 特定看護師取材班（ホームページ）
http://okumurabooks.com/kango/

担当：松本肇

看護師ならば 働きながら 1 年くらいで
ほぼ医師みたいな特定看護師になれる本

短大・専門学校卒ナースでも入試不要の放送大学大学院特定行為研修活用法

2020年11月25日 初版第 1 刷発行

著　　者　　**小杉英之　松本 肇**

イラスト　　ぼうごなつこ

発 行 所　　オクムラ書店

組　　版　　トライアルコーポレーション

印　　刷　　株式会社シナノ

有限会社オクムラ書店　　http://okumurabooks.com/

【本　店】〒151-0061 東京都渋谷区初台1-19-4-202
　　　　　　　TEL 03-3263-9994　FAX 03-3263-6624

【企画室】〒231-0007横浜市中区弁天通3-39-407

© OKUMURABOOKS, Hideyuki-KOSUGI, Hajime-MATSUMOTO
ISBN 978-4-86053-138-6　C3047